암환우와의
아름다운 동행

25년간의 암환우와의 아름다운 동행이야기

암환우와의 아름다운 동행

이학박사 **강 종 옥**

건강신문사
www.kksm.co.kr

책을 발간하며

**아름다운 동행은 암에 대한 올바른 정보 제공과
암환우에게 치료를 위한 희망과 용기를 주는것!**

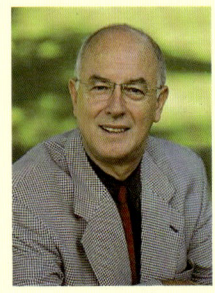

2002년 하거 박사의 사진입니다.

그는 항상 에너지와 아이디어가 넘치는 의사였습니다. 또한 통합의학의 선구자로서 독일뿐만 아니라 세계적으로 통합의학을 알리고 인정받는 것에 최선을 다하셨던 분이었습니다.

하거 박사는 현대 의학적 표준치료와 더불어 통합의학적 암치료의 중요성을 강조하며 일반적인 현대의학과 검증된 보완의학을 반드시 병행해야 된다고 주장하고, 검증된 보완의학을 위해 1982년 독일 생물의학적 암치료재단과 1989년 독일 최초 통합의학적 암전문 클리닉 중 한 곳인 비오메드 클리닉을 설립하여 연구된 정보와 임상을 저널 Erfahrungsheilkunde을 통해 의사와 환자들에게 전달하였습니다.

하거 박사는 자신이 치료했던 모든 암에 통합의학적 치료가 어떻게 접목해야 하는가에 대한 컨셉을 만들었습니다. 그의 컨셉은 '생물의학적 치료'와 '온열치료'로 현재 21세기에 사용되고 있는 면역치료 방법들이기도 합니다. 또한 암치료에 있어서 면역시스템이 중요하다는 것을 깨달은 선각자 중 한 명으로 그의 치료는 암치료의 미래가 되었으며, 현대의학적 치료 뿐만 아니라 온열치료와 완화치료 같은 중재적 치료를 시행하고 면역 시스템과 정신, 호르몬 시스템은 모두 강하게 연결되어 있기 때문에 자연치료나 심리치료를 중요하게 생각하였습니다.

한독생의학학회는 하거 박사의 통합 암치료를 국내 의약계에 접목시키기 위해서 2004년 호텔신라에서 창립되었습니다. 학회의 창립으로 우리는 독일의 통합의학 의료현장을 직접 볼 수 있었고, 국제심포지엄을 통해서 기존의 대체의학의 수준에 머물러 있었던 국내 의약계에 통합의학적 암치료의 중요성을 알리는 계기가 되었습니다.

평생을 암환우와 함께하며 많은 업적을 남겼던 하거 박사는 2009년 비오메드 클리닉 20주년 행사를 마지막으로 본인이 희귀암으로 투병하다가 암환우들과 이별하였습니다.

한독생의학학회는 이러한 하거 박사의 철학과 정신을 계승하고, 하거 박사의 동료와 제자들과 함께 암환우들과 아름다운 동행을 지속하기 위해 2017년 Dr.Hager 기념병원을 설립하여 통합의학으로 하나 된 사람들이 함께 할 수 있었습니다.

그리고 '혁신적이고 통합적인 암치료 시스템인 면역암치료 임보크 시스템'을 특화시키고 전문화시켜 국내는 물론 해외 특허 등록을 통해 암환우에게 희망과 용기를 줄 수 있는 프로그램을 제공하게 되었습니다.

하지만 지난 25년의 노력에도 불구하고 암치료 과정에서 많은 암환우들이 상업적인 도구로 이용당하는 것이 매우 안타까웠고, 이러한 통합의학적 치료를 의약계에 접목시켰던 사람으로 무한한 책임감을 갖게 되었습니다.

입원 상담을 요청했더니 실손 보험 보장 액수를 묻습니다.

[○○ 요양병원 상담실장/음성변조 : "실비보험에 혹시 가입이 됐나요. 얼마짜리 갖고 계셔요?"]

치료 설명은 5분여 남짓. 그 뒤 30분 넘게 병원에서 환자에게 돌려준다는 돈 설명이 이어집니다.

[○○ 요양병원 상담실장/음성변조 : "저희가 결제하시고 나면 3~4일 후에 따로 현금으로 환자한테 줘요. 이게 제일 중요한 거예요."]

이른바 '페이백'

암환자가 보험사에 청구하는 금액에 따라, 적게는 10%, 많게는 20% 이상을 현금으로 돌려준다고 말합니다.

<출처 : KBS 보도자료 [요양병원의 검은 돈벌이] 2023.02.21

"암환우는 나와 내 가족, 내 이웃입니다"

내가 암으로 진단되었을 때 치료하는 공간과 치료 프로그램이 있어야 합니다. 이러한 치료공간과 프로그램은 내 가족이, 내 이웃이 암으로 진단되었을 때도 제공할 수 있도록 과학적으로 안전하고 검증 가능한 프로그램이어야 합니다. 암은 더 이상 남의 문제가 아니라 누구나 진단될 수 있기 때문에 나도 예비 암환자임을 명심해야 합니다.

암환자가 무거운 짐을 혼자서 지는 것이 아니라 관심과 믿음, 사랑으로 극복할 수 있도록 동행할 수 있어야 합니다. 이러한 관심과 노력으로 암을 치료하는 전문 클리닉이 생기고 그 클리닉을 통해서 올바른 정보와 치료 방법들이 제시되어야 합니다.

암 전문 클리닉은 암환자 중심의 맞춤치료를 통해서 암환자의 알 권리와 치료의 선택권을 주는 것입니다.

하거 박사는 평생을 오로지 암환우와 함께 동행을 했습니다.
하거 박사의 철학과 정신을 계승하고 암환우와 아름다운 동행을 위해 25년간의 세월을 함께 했습니다. 암환우와 아름다운 동행을 위해서는 '암환우가 중심이 되는 치료'가 되어야 합니다. 암환우에게 암에 대한 올바른 정보를 제공하고 그 정보를 토대로 의료진과 소통을 통해 비로소 암환우는 희망과 용기를 가질 수 있게 될 것입니다. 이것이 암환우와 아름다운 동행을 실천하는 것이라 생각합니다.

이 책이 발간되기까지 함께 해온 수많은 암환우들과 그 가족, 그리고 어려움과 위기를 극복하는 힘과 용기를 주었던 분들, 믿음을 가지고 이 길을 함께 개척해 준 직원들, 믿음과 사랑으로 지지해 준 가족들에게 감사의 마음을 전하며 이 모든 것들이 암으로 진단받고 투병하고 있는 암환우와 가족들에게 희망과 용기를 줄 수 있었으면 하는 바람을 가져봅니다.

이학박사 **강종옥**

하거박사 소개

21세기 암치료의 미래, 전세계 통합의학의 선구자

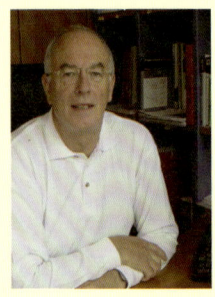

"혁신적이고 통합적인 암치료는
암환우에게 희망과 용기를 불러 일으켜줍니다."
- Dr. Hager

통합의학의 선구자 Dr. Hager가 말하는 '혁신적이고 통합적인 암치료'는 전통의학과 면역학, 자연의학을 통합하는 전통의학과 보완의학의 융합이다. Dr. Hager는 '왜 통합의학적 암치료를 시작했는가?'에 대해 다음과 같이 회고하였다

"처음 대학에서 종양학을 공부했을 때 의학서적이 주는 정보는 저에게 어떤 확신도 주지 못했고 여러 사람들과 토론을 해봐도 현실과 차이가 많았습니다. 그래서 기본서를 심도 있게 공부하기 시작했고 그 내용들이 과도하게 해설 된 것을 알게 되었습니다. 저는 물리학을 전공하여 생물학적 통계를 이해할 수 있었고, 항암 치료가 효과가 있었으나 여러가지 문제점이 보였고, 암환자들의 생존율을 개선하는데 부족하다는 것을 알 수 있었습니다.
또한 면역학을 신뢰했기에 항암 치료와 면역이 통합되어야 한다고 생각했습니

> 다. 80년대 후반까지는 그 어느 대학도 통합을 입증할 만한 임상 연구들이 없었고 암의 방어기전 조차도 알려지지 않았습니다. 그러다가 90년대에 접어들어서 조금씩 바뀌기 시작했습니다. 그래서 주류의 치료법에서 벗어나 면역학, 자연의학을 현대의학과 통합하는 일을 했습니다."

Dr.Hager의 면역을 중심으로 한 '혁신적이고 통합적인 암치료'는 21세기 암치료의 미래가 되었다.

Dr.Hager는 기존치료와 더불어 과학적인 연구를 통해 검증된 보완의학을 융합한 통합의학을 주장하였다. 그래서 본인이 치료했던 모든 암종류에 대해 통합의학적 암치료를 적용할 수 있는 컨셉을 만들었고, 그의 통합의학적 컨셉은 오늘날까지도 놀라운 치료의 성과를 거두고 있다.

Dr.Hager는 면역시스템이 종양치료에 중요하다는 것을 깨달은 첫번째 사람 중 한 명이었다. 1980년대부터 면역치료의 중요성을 인식하여 수술, 항암, 방사선 치료이외에도 암을 치료할 수 있는 4번째 옵션은 생물의학적 암치료라고 생각하고 독일 생물의학적 암치료재단을 창립(1982년)하였다. 생물의학적 치료는 면역암치료의 핵심이 되었다. 또한 온열치료와 완화치료, 중재적 치료들을 시행하였고, 자연치료나 심리치료를 중시했다. 면역시스템과 정신, 호르몬 시스템은 모두 강하게 연결되었기 때문이다.

Dr.Hager의 면역학적 암치료는 현대 암치료의 트렌드가 되었다.

한독생의학학회는 Dr.Hager의 철학과 정신을 계승한다.
한독생의학학회는 Dr.Hager가 창립한 독일 생물의학적 암 치료재단(1982년)과 비오메드 클리닉(1989년), 독일온열학회(1980년)의 학술과 임상을 국내 의약계에 접목시키기 위해 2004년 창립되었다.

목차

책을 발간하며 • 4

서문 | 암은 암세포만의 별난 특성을 이해해야 치료할 수 있다 • 15
    1. 암세포는 분화기능이 상실된 세포이다. • 16
    2. 암세포는 고장 난 유전자에 의해서 발생된다. • 18
    3. 암은 양성에서 악성단계로 전환된다. • 21
    4. 암은 전이되는 특성을 가지고 있다. • 24
    5. 암환자는 면역을 정상으로 유지시키는 것이 중요하다. • 28
    6. 생물의학적 치료는 인체 생리기능을 정상화시키는 치료방법이다. • 32
    7. 21세기 암치료의 트렌드는 '면역 암치료'이다. • 34

1부 | 아름다운 동행 '희망의 밭을 일구다' • 39
    1. 세계인의 해열제 타이레놀을 통해서 '기업윤리'를 배우다. • 40
    2. '자연의학적 아로마 테라피', 질병의 원리를 가르쳐주다. • 43
    3. 분자교정의학적 개념, '미라클러스'로 암을 이해하다. • 48
    4. 백일홍, '암환우와 아름다운 동행의 길'을 열어주다. • 52
    5. 종양학의 통합적인 개념(IKO®), 국내 의약계에 접목시키다. • 56
    6. 통합암치료의 선구자 하거 박사와 아름다운 동행을 꿈꾸다. • 61

2부 | 아름다운 동행 '희망의 씨앗을 심다' • 65
    1. 한독생의학학회를 창립하다. • 66
    2. 한독생의학학회 교류와 협력을 하다. • 72
        1) 2005년, 국내 언론매체에 의해 소개된 '독일의 의료현장을 가다' • 72

2) 2005년, 한국과학기술원(KAIST) 국제심포지엄 • 73
   3) 2006년, 독일 의료현장에 국내 의료 전문가 초청받다. • 74
   4) 2007년, 서울대학교 보완대체의학 심포지엄에 초청받다. • 75
   5) 암환우와 아름다운 동행을 위한 네트워크를 구상하다. • 76
   6) 비오메드 20주년 행사에 참여한 많은 분들에게 감사의 글을 남기다. • 76

3. 하거 박사의 철학과 정신을 계승하다. • 80
   1) 2012년 국제심포지엄(조선대학교병원 의성관) • 81
      - 뮈케 박사 등은 '통합암치료는 현대의학 치료의 효과를 배가시키고 암환자의 생명연장과 삶의 질을 높여준다'의 주제로 강연을 진행하였다

   2) 2014년 국제심포지엄(조선대학교병원 의성관) • 83
      - 쾌스틀러 박사 등은 '통합의학적 암치료는 환자 맞춤형 치료로써 암환자가 중심이 되어야 한다'는 주제로 강연을 진행하였다.

   3) 2015년 독일 암전문 클리닉 연수 프로그램 • 84
      - 독일의 통합 암전문 클리닉의 현장 경험 및 강연 진행: 비오메드 클리닉(BioMed Klinik), 바드트리슬 클리닉(Klinik Bad Trissl), 유니폰티스 클리닉(UNIFONTIS klinik)

   4) 2017년 독일 암전문 클리닉 연수 프로그램 • 87
      - 통합암치료는 종양학의 통합적인 개념과 의사의 전문성을 접목시키는 것이다: 프레드리히 미조드 박사(Dr.Friedrich Migeod MD), 스테펜 바그너 박사(Dr.med. Steffen Wagner), 랄프 뮈케 박사(Ph.D. med Ralph Mücke), 피터 홀츠하우어 박사(Dr.med. Peter Holzhauer)

3부 | 아름다운 동행 '희망의 열매를 맺다' • 95

1. 통합의학으로 하나 된 사람들 96
   1) 2017년 Dr.Hager 기념병원에서 국제심포지엄을 개최하다. • 96
      - 왜 암재활 전문 클리닉이 필요한가? - 최옥병 박사 • 99
      - 암치료의 부작용 관리에 있어 미량영양소 치료의 효과- 피터 홀츠하우어 박사 • 100
      - 한국, 독일 그리고 세계시장에서의 셀레나제 미래 전망 - 토마스 슈티펠 박사 • 102
      - 셀레늄의 소개와 연구 동향 - 정안식 교수 • 103
      - 암치료에 있어 온열치료의 임상적 효과 - 프레드리히 미조드 박사 • 105

- 온열치료를 통한 암환자의 면역반응과 자연살해세포 기능 - 최일봉 교수 • 106
- 셀레늄을 이용한 유방암 치료 사례 - 박성주 원장 • 107
- 유방암의 전이·재발과 림프부종 예방, 관리를 위한 통합의학적 암치료- 스테픈 바그너 박사 • 109
- 유방암 치료에 있어 셀레늄의 임상적 효과 - 군터 스톨 박사 • 111
- 여성암 환자 치료에서 셀레늄의 임상적 효과 - 김승조 교수 • 112

2) 2019년 국제심포지엄 • 114
3) 하거 박사의 철학과 정신을 계승한 네트워크 구성 • 115
4) 임보크 클리닉 네트워크를 위한 교류협력 체결 • 116

4부 | 아름다운 동행 '암환우에게 희망과 용기를 주다' • 119

1. 면역 암치료 '임보크 시스템' 120
1) 임보크 시스템의 개념 • 120
2) 임보크 시스템의 목적 • 122
3) 임보크 시스템 개관 • 123
4) 임보크 시스템의 운영 • 128
5) 임보크 시스템은 암환자에게 알 권리를 제공한다. • 129

2. 면역 암치료 임보크 프로그램의 구성 131
1) 고용량 셀레나제(High Dose selenase) • 131
 (1) 셀레늄은 인체의 필수 미량원소이며, 생물학적 해독제, 면역활성제, 면역항암제의 기능을 수행한다. • 131
 (2) 암환자는 셀레늄이 결핍되어 있다. • 133
 (3) 셀레늄은 현대의학적 표준치료의 치료 효과를 배가시켜 생존율을 증가시키고 부작용을 감소시킨다. • 135
 (4) 셀레늄의 항종양학적 기전 • 137
 (5) 고용량 아셀렌산나트륨(High Dose selenase) 관련 임상논문 • 139

2) 이뮤노시아닌을 주성분으로 한 이뮤코텔 • 144
 (1) 바다달팽이가 전달하는 활성물질 이뮤노시아닌 • 144
 (2) 이뮤노시아닌은 강한 면역반응을 유발한다. • 146
 (3) 이뮤노시아닌은 TF 항원(종양 특이적 항원)에 대한 항체를 생성하여 방광암뿐만 아니라 거의 모든 종양에서 암세포를 용해시킨다. • 148
 (4) 차세대 면역항암제 기능을 수행하는 이뮤노시아닌 • 153
 (5) 이뮤노시아닌은 새로운 개념의 항원이다. • 156
 (6) 이뮤노시아닌을 주성분으로 한 이뮤코텔이 암환자에게 알려지지 않는 이유는 무엇인가? • 158

3) 고용량 아셀렌산나트륨(High Dose selenase)과 이뮤노시아닌의 면역항암 기능 • 159
　　(1) 면역의 기능 • 159
　　(2) 수지상 세포의 활성과 성숙을 유도하는 이뮤노시아닌 • 162
　　(3) 이뮤노시아닌(이뮤코텔)과 아셀렌산나트륨(셀레나제)의 병행은 면역항암제 기능을 수행한다 • 162

4) 시스테믹 온열치료(Systemic Hyperthermia): NIR Photo-Therathermia 164
　　(1) 온열치료의 역사 • 164
　　(2) 온열치료의 시너지 효과 • 166
　　(3) 어떻게 열을 전달할 수 있을까? • 167
　　(4) 암환자 온열치료 목표 및 주요 생리변화 • 168
　　(5) 암치료에 있어서 전신 온열치료의 포지션 및 임상적 효과 • 169
　　(6) 암환자의 면역과 NK 세포의 활성화 • 170
　　(7) 전신 온열치료의 발전 • 174

부록 |

고용량 셀레늄 치료는 왜 셀레나제여야 하는가? • 180
비오신은 의학의 발전을 위한 기회를 제공한다. • 187
한독생의학학회 소개 및 연혁 • 192

서문

암은 암세포만의
별난 특성을 이해해야
치료할 수 있다

1

암세포는 분화기능이
상실된 세포이다.

정상세포와 암세포의 드라마틱Dramatic한 차이점은 무엇일까?

암세포는 특정한 조직이나 세포가 특화된 기능을 얻게 되는 '분화' 기능을 상실하고, 세포의 개수가 늘어나는 '분열'만 무한 반복하는 세포이다. 정상적인 세포는 필요할 때만 분열하고 증식하는데 반해 암세포는 쉼 없이 분열하는 특징을 가지고 있다.

예를 들어 혈액 1ml 당 건강한 사람의 경우 4,000~8,000/μL의 백혈구를 유지하지만, 백혈병이 악성이나 급성으로 발생된 사람은 1ml 당 백혈구 숫자가 몇백만 개씩 늘어나 있다. 백혈구가 많을수록 좋지 않은가? 항암화학요법을 할 때 백혈구가 2000/μL 이하이면 치료를 받지 못하는데 많으면 좋지 않은가? 1ml 당 백혈구 숫자가 몇백만 개씩 만들어지는데 왜 죽을 병일까?

문제는 간세포가 간의 기능을 수행할 수 있도록 분화되고, 위세포는 위의 기능을 수행할 수 있도록 분화되는 것처럼, 백혈구 세포도 본래의 기능을 수행할 수 있도록 분화되어야 하는데 분화기능을 상실하고 분열만 반복하기 때문에 문제가 되는 것이다. 이렇게 분열된 백혈구 세포는 T 림프구와 B 림프구, 단핵구Monocyte 등 백혈구로써의 기능이 없이 숫자만 늘어난 쓸모없는 세포이기 때문에 죽을병인 것이다.

암세포와 정상세포의 가장 큰 차이는 암세포는 분화되지 못한 채 무한 분열하여 증식만 한다는 것이다.

암적癌的인[1] 존재라는 말이 있다.

우리가 흔히 있으나 마나 한 사람, 특히 있어서는 안 되는 사람에게 보통 이러한 표현을 쓴다. 세상에는 있어도 그만, 없어도 그만인 사람이 있고 꼭 필요한 사람이 있다. 암적인 존재라고 하는 것은 있어서는 안 되는 존재를 말하는데 암세포도 우리 몸에서 있을 필요가 없는, 쓸모없는 세포를 말한다.

태어나서 마지막 생을 마칠 때까지 인체의 장기조직을 이루고 있는 세포들은 수없이 많은 세포분열을 한다. 이 세포분열 과정에 시행착오가 발생하여 암세포가 만들어지고 그것을 방치할 경우 암으로 진단된다. 그럼에도 모두가 암에 걸리지 않는 이유는 면역학적 측면에서 암세포를 제거하는 면역세포들이 아직은 살아있기 때문이다. 세포가 분열하는 과정에서 분열되지 못하고, 망가진 분화기능이 누적되면 최종적으로 암으로 진단된다.

---

1 (사전적 의미) 큰 장애나 고치기 어려운 나쁜 폐단이 되고 있는 것.

2

암세포는
고장 난 유전자에 의해서 발생된다.

암이란 무엇인가?

보통 암을 명칭 할 때 '캔서CANCER' 또는 '튜머TUMOR'라는 표현을 사용한다.

캔서는 암종Carcinoma의 일반명칭인 반면, 튜머는 양성종양Benign Tumor과 악성종양Malignancy Tumor을 총칭하는 의미이며 그중 악성의 의미를 포함하는 것은 튜머Tumor이다.

암은 세포가 분열하는 과정에서 세포 증식을 억제하는 유전자, 분화하는 유전자, 정상세포가 아니라고 판단했을 때 스스로 죽어 나가도록 하는 자살유전자들이 관여하여 발생한다.

튜머Tumor는 우리 몸에서 발생되는 여러 가지 독성물질과 외부에서 침입한 물질들이 조직을 파괴하고 유전자가 변형되어, 물질대사 장애가 유발되고, 고장 난 유전자가 수리될 수 있는 기능과 면역학적 기능에 생긴 장애로 발생한다.

암세포는 생명체의 복잡한 과정에서 발생된다.

암세포는 산소, 수소, 질소, 탄소 등의 물질과 생명체의 복잡한 대사 과정에서 발생한다.

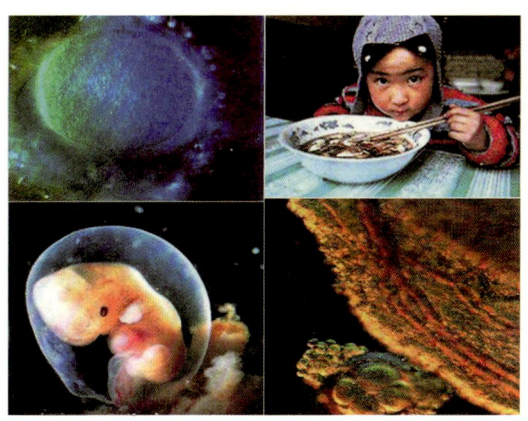

수정체가 세포분열을 반복하면서 완벽한 생명체가 탄생되지만, 유전학적 통제시스템이 고장이 나면 암으로 진행된다.

암은 유전학적 통제시스템이 고장 난 것이다.

우리 몸에는 암이 발생되는데 결정적인 요인이 되는 3가지 유전자가 있다.

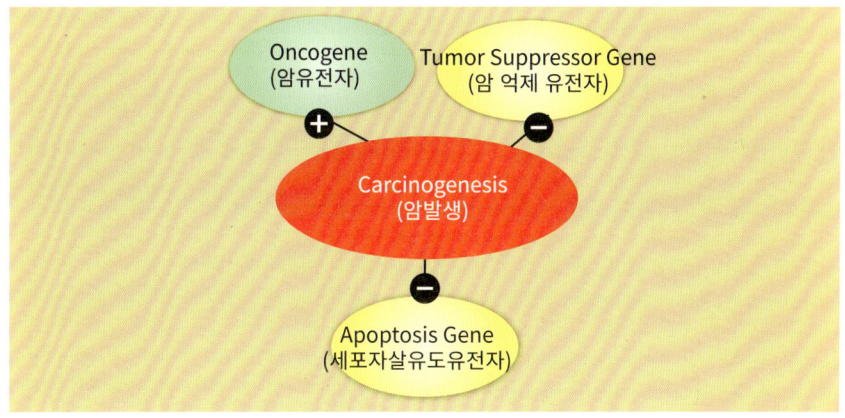

악성암은 세포 분열을 억제해 주는 유전자가 고장 나서 제거되어야 하는 세포가 계속 존재하기 때문에 발생한다.

세포가 분열해야 할 때 분열을 촉진시켜주는 '**종양유전자**Oncogene'가 있다. 예를 들어 칼에 손을 베여 피부조직 중 일부가 손상되면 주변의 세포들은 커뮤니케이션을 통해서 손상된 만큼 보충하고, 보충이 끝난 다음에는 '**암억제유전자**Tumor Suppressor Gene'가 발현하여 세포분열을 멈추게 한다. 이렇게 분열을 멈춘 세포들은 타고난 수명이 끝났을 때 스스로 사멸死滅한다. 죽어야 할 세포들이 스스로 죽을 수 있도록 자살을 유도시켜주는 것이 '**세포자살유전자**Apoptosis Gene'이다. 세포자살유전자가 작동되면 백혈구 세포, 피부 세포, 신경 세포로서의 기능 등이 사라져 사멸하게 된다. '암억제유전자' 또는 '세포자살유전자'의 기능이 손상되었을 때 암으로 진행된다. 하지만 모든 사람이 유전자가 손상되었다고 무조건 암으로 진단받는 것은 아니다.

면역 시스템에 의해서 손상된 유전자가 제거되는 마지막 보류가 있기 때문이다.

암세포로 진행되고 있는 세포를 감지해서 제거하는 면역시스템이 상실되었을 때 최종적으로 암으로 진행된다.

종양유전자와 암억제유전자, 세포자살유전자는 누구에게나 있다.

다만 여러 가지 발암 물질, 물리적 요인, 바이러스나 박테리아의 감염, 다이옥신 등과 같은 환경오염 물질에 의해서 손상을 받거나 파괴되면 면역세포는 치명적인 손상을 입어 최종 암으로 진행되는 것이다.

그렇기 때문에 이 3가지 유전자의 기능을 되살려주고, 암세포를 감지해 제거할 수 있는 면역 시스템을 정상화시키기 위한 방법들이 같이 어우러질 때 최종적으로 암으로 진단되는 것을 예방할 수 있다. 이렇듯 암은 어떠한 한 가지 방법만으로 해결할 수 없다.

3

암은 양성에서 악성단계로 전환된다.

암은 대표적인 성인병, 물질대사질환이다.

암은 말기가 될 때까지 어떠한 자각증세도 느끼지 못하다가 증세를 느껴서 검진을 하면 말기로 진단되는 경우가 많기 때문에 치료가 어렵고 완치율 및 생존율이 떨어진다.

암이 발생하기 까지는 3가지 조건이 있다.

암이 발생되는 3가지 요건
1. D - disposition
2. E - exposition
3. A - age

세포의 유전자 구조나 틀이 서서히 변형되고, 변형된 유전자의 숫자가 많아지면서 돌연변이 유전자가 길어지는 단계를 거쳐서 정상세포는 암으로 진행된다. 부분적인 유전자, 효소, 단백질에 발생된 결정적인 손상이 시간이 지나면서 가중되어 다

른 장기까지 뚫고 들어갈 정도의 악성으로 진행되는 것이다.

정상세포가 악성으로 전환되기까지는 세포마다 차이가 있지만 10~20년 정도의 시간이 걸린다. 내 가슴에 조그마한 몽우리가 잡힌다면 이것은 10년 동안 끊임없이 분열을 지속해왔고, 자궁내막암도 최소 5~10년 전 감염된 바이러스로 인해 염증이 생기고 암성癌性 물질대사가 진행되면서 10년 후에 악성암으로 진행된다는 것을 알아야 한다.

암은 '임상 전단계'에서 '임상단계'를 거쳐 진행된다.

임상 전단계는 악성으로 진행되기 전 암이 최초로 발생되는 시점으로 변형된 유전자의 숫자가 많아지고 길어지면서 비정상적인 루트로 가는 단계이다.

임상단계는 발생된 암세포가 원 발생지에서 다른 장기로 침투하여 퍼져나가 악성으로 진행되는 단계이다. 한 개의 유전자 염기가 변형되어 최종 악성 단계로 전환되는 데에는 최소 5년 이상의 시간이 걸린다.

[암의 발생단계][2]

암은 처음 한 개의 돌연변이 세포가 2~3개로 늘어나면서 세포분열 과정에서 비정상적인 단계가 되고, 주변 장기에 침투하여 염증 단계가 점점 퍼지면서 양성 단계를 거쳐 악성암으로 진행된다.

암은 어느 날 갑자기 생기는 것이 아니고 염증인 양성 단계를 거쳐서 악성으로 간다는 것을 꼭 명심해야 한다.

자궁의 물혹이 자궁암으로, 난소의 물혹이 난소암으로, 위의 염증이 위암, 간의

---

2   E. D. HAGER, Complementare Oncologie, 2002

염증이 간암, 폐의 염증이 폐암으로 진행된다. 또한 속병이 있는 사람, 간에 문제가 있는 사람, 만성변비, 과민성 대장 증후군, 췌장 또는 식도, 구강에 염증이 있는 사람 등 만성질환을 앓고 있는 사람들은 모두 고위험인자를 가지고 있는 그룹이다.

4

암은 전이되는 특성을 가지고 있다.

현대의학적 진단시스템에 의해서 발견된 1cm의 암세포는 보통 10~20년에 걸쳐 진행된 것이다. 이 기간을 현대의학적으로 암을 감지할 수 없는 눈먼 기간Clinically mute phaser이라고 하는데 진행하고 있음을 예측하면서도 아무런 조치를 취하지 못하는 것이 현실이다. 문제는 현대의학적 진단기구로 발견된 1cm의 암세포는 이미 50% 이상 다른 장기로 전이되었을 가능성이 크다는 것이다.

유방암의 경우를 보면 다음과 같다.

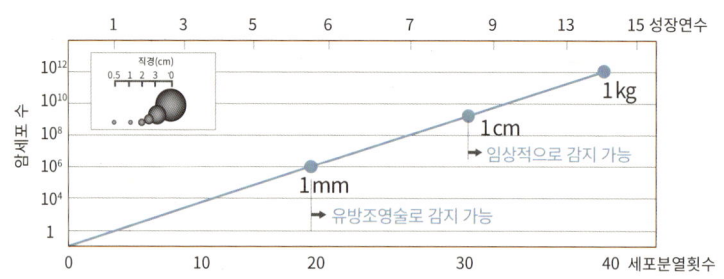

유방암 세포 1개가 최소 30~33번 세포 분열하면 1cm의 암세포가 되고, 1cm가 되기까지 단 하나도 죽지 않았다고 가정했을 때 10년이 소요되지만, 중간에 죽는 세포까지 감안한다면 약 15년이 걸린다.

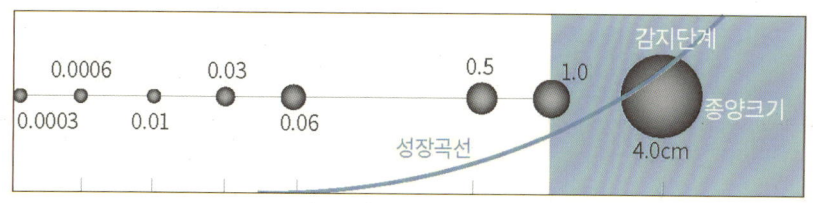

1cm의 암세포는 약 1,700만 개의 암세포로 구성되어 있고 1cm에서 4cm로 커지는데 걸리는 시간은 1년 반 정도이다. 1cm 미만의 암세포는 현대의학적 진단기구로 발견이 어렵고, 발견 시 전이됐을 확률이 50%가 넘는다. 이렇게 미세한 암은 발견하기 어렵기 때문에, 조기에 발견된 암이라 할지라도 현대의학적 표준치료만으로는 100% 치료되지 못하고 재발된다.

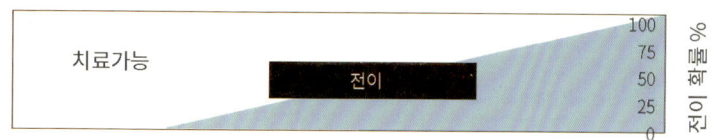

그래서 암은 엄청나게 빠른 속도로 다른 장기에 전이되는 특성을 가지고 있다.

1cm의 암세포를 현대의학적 표준치료로 완벽하게 제거했다 하더라도 방치하면 50% 이상이 1~2년 안에 다른 장기로 전이될 확률이 크다. 1cm 미만에서 발견되는 암환자는 전체 암환자 중 1~2% 정도이고 나머지 환자들은 2~3cm, 4cm 이상의 크기로 발견되는데 이때 다른 장기로 전이되었을 확률은 70~80%정도이다.

암을 치료하는 데 있어서 현대의학적 표준치료도 중요하지만, 전이·재발한 암세

포를 면역시스템으로 제거하는 것이 무엇보다 중요한 이유이다.

**암세포는 초기에 혈관벽을 뚫거나 임파구를 타고
다른 장기로 전이되는 특성을 가지고 있다.**

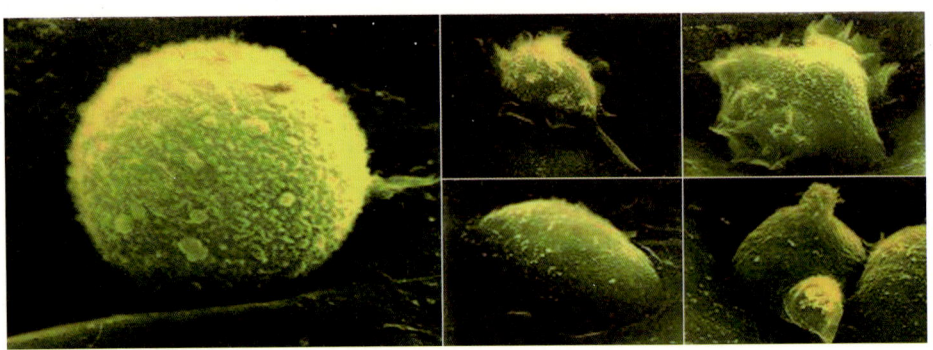

- 암세포가 인근의 혈관조직을 용해시켜 다른 조직으로 빠져나가는 것을 전자현미경으로 관찰한 사진이다.
- 암은 아주 초기에 혈관 벽이나 임파구를 뚫고 손쉽게 타 장기로 전이되고, 암환자는 전이된 암으로 사망한다.

암세포는 림프와 혈액이 흐르는 방향으로 전이될 확률이 크다.

유방암의 경우 폐나 간으로 전이되고, 위암은 간, 대장암은 혈액이 간으로 모이기 때문에 간으로 전이될 확률이 높다. 난소암은 대장 쪽에서 혈액이 흐르는 방향으로 전이되며, 폐암은 뇌로 전이될 확률이 높다.

일반적으로 암환자들의 전이 경로를 측정하기 위해 종양표식인자 검사를 하지만, 다양한 바이오마커Biomarker[3]를 지속적으로 점검한다면 최첨단 장비로 감지하

---

3 생체표지자(Biomarker)는 생물학적으로 정상인 과정과 병리적인 과정을 객관적으로 측정 평가할 수 있는 지표이다.

지 못한 '다음 장기로 전이될 가능성'을 예측해서 예방할 수 있을 것이다.

 암이 무서운 이유는 암세포가 다른 조직으로 퍼져나가기 때문이다. 원 발생지의 암은 치료율과 생존율이 높지만 다른 장기로 퍼졌을 경우 악성의 정도가 1,000~10,000배 이상 강해지기 때문에 전이된 암은 원 발생 암보다 사망률이 훨씬 높게 나타난다.
 이것이 전이와 재발을 막는데, 암치료의 목적을 두어야 하는 이유이다.

5

암환자는 면역을 정상으로 유지시키는 것이 중요하다.

전체 암환자들의 사망원인을 분석해 보면 감염과 장기 기능 마비, 암으로 인한 기능장애와 혈액 감염, 뇌출혈 순으로 정리된다. 암환자 중 30%가 감염으로 인해 면역력이 극도로 쇠약해져 사망하고 면역이 침체된 상황에서 혈액세포가 서로 얽히고 혼탁해짐으로써 사망하는 것을 볼 수 있다.

암환자의 사망은 면역과 깊은 관계가 있는 것을 알 수 있다.

[전체 암환자들의 사망원인 분석][4]

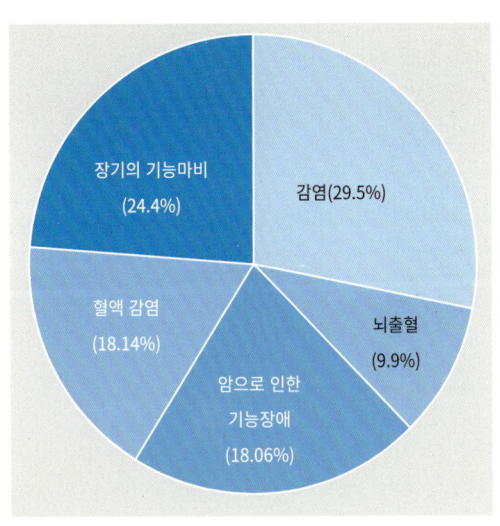

4 B.Kisseler, Zeitschrift für praktische Medizin, Heilkunst, H4, 1995

암치료의 원칙은 이러한 상황을 유념해서 정해야 한다.

암치료에서 가장 기본이 되는 것은 면역 감지 시스템을 어떻게 되살려 줄 수 있는가이다. 물질대사 과정에서 세포의 에너지 이용을 효율적으로 하기 위해서는 영양학적, 온열을 이용한 물리학적 시스템 등을 활용한 면역학적 측면에서 관리해야 한다.

무엇보다 암은 재발되고 원상태로 되돌아가려 하는 특성을 가지고 있기 때문에 영양과 면역을 체계적으로 할 수 있도록 뒷받침해주어야만 재발과 전이를 차단하는 효과를 기대할 수 있다.

암은 물질대사 전반에 걸쳐 발생되고 성장하는 만큼 다각적인 활성 물질을 투입하여 물질대사를 정상화해야만 암세포의 진행을 멈출 수 있다. 이러한 메커니즘을 볼 때 암치료의 원칙은 다음과 같다.

> "기적의 암 치료제 환상에서 벗어나야 암은 다스려진다."
>
> - Dr. med. Abel, Deutsche Krebs Forschungs ZentrumDFKZ e.v/Germany

암은 물질적, 유전학적, 면역학적 측면에서 발생됨에도 불구하고 한 가지 방법만 가지고 암을 치료하려는 생각에서 암환자와 의료진은 벗어나지 못하고 있다. 암환자들은 지푸라기라도 잡고 싶은 심정이겠지만 전문가들이 자기 역할을 수행하지 못하다 보니 기적의 암치료제에 대한 환상에서 벗어나지 못하고 있는 것이다.

암은 우리 몸에서 생기는 질병 가운데 가장 많은 요인이 서로 엉켜서 생기기 때문에 특정한 한 가지 방법으로 드라마틱한 효과를 얻기 어렵다. 이것은 지난 100년 동안 암을 정복하기 위해 다양한 시도를 했지만 성공하지 못한 이유이기도 하다.

체계적이고 총체적으로 암환자를 관리하는 것이 최고의 치료이고, **총체적인 관리시스템 중에서 가장 중요한 것은 면역시스템이다.**

> "영양과 면역의 뒷받침 없이는 암치료 효과가 오래 지속되지 못한다."
> - Dr. med. E.D. HAGER, Deutsche Krebs Forschungs Zentrum & Bio-Med Klinik/Germany

실험실에서 쥐에게 암세포를 주입시키면 잘 자란다. 이때 쥐에게 항체를 투여하면 항체가 암세포를 인지하지 못하다가, 쥐가 스스로 항체를 만들어 낼 수 있는 기능을 다시 주입시키면 갑자기 만들어진 암세포가 스스로 사라지는 경우를 확인할 수 있다. 이렇듯 암환자에게도 암세포만을 찾아 코팅해서 항체들이 코팅된 암세포를 인지할 수 있는 방법을 찾아준다면 암은 쉽게 치료할 수 있을 것이다.

면역세포들이 암세포임을 감지할 수 있는 '면역 감지시스템'을 어떻게 되살려 줄 수 있느냐가 암치료의 기본이다. 문제는 실험실의 쥐나 토끼는 암세포를 감지할 수 있는 리셉터들이 쉽게 형성되지만 사람의 암세포는 감지할 수 있는 항체가 굉장히 희박하거나 존재하지 않는다는 것이다.

영양과 면역의 뒷받침 없이는 암치료 효과가 오래 지속되지 못한다.
항암화학요법으로 암세포가 보이지 않고 방사선으로 암세포를 괴사시켰다 하더라도 치료 과정에서 손상된 면역 시스템을 방치할 경우 치료 효과는 오래 지속되지 못한다. 체계적이고 선택적인 임상학적 영양치료와 면역치료가 뒷받침되어야 전이·재발을 예방할 수 있다.

> "암은 물질대사 전반에 걸쳐 발생하고 성장하는 만큼 암세포의 물질대사에 다각적 활성물질을 투여하여 물질대사를 정상화시켜야만 암의 진행을 멈추게 할 수 있다."
> - Dr. med. Peter Maschner, Das krebsbuch, Edition Wendezeit, 1999, Germany

암은 물질대사 전반에 걸쳐 성장하는 만큼 다각적인 생리활성물질바이탈 물질을 투여해야만 암의 진행을 멈출 수 있다. 특히 암세포는 분화기능에 문제가 있는 것이기 때문에 정상적인 물질대사를 할 수 있도록 유도시켜 주는 것, 세포가 정상적으로 분화될 수 있도록 유도해 주는 물질을 투여해 주는 것이 무엇보다 중요하다.

  암환자의 경우 정상인보다 대사활성물질이 결핍되어 있다. 또한 치료 전·후에는 더 많은 대사물질이 필요하다. 이러한 생리활성물질은 필수 비타민, 미네랄, 미량원소, 지방산, 아미노산을 꼽을 수 있고 셀레늄은 필수 미네랄로 항암, 방사선 치료 후 발생하는 독성물질을 제거하는 해독제 기능을 수행한다.

"암 재발과 전이억제는 암환자의 면역력을 얼마나 유지시키고 활성화시켜주느냐에 절대 좌우된다."

- Burger M.M et al, Cell-to-cell Interaction Karger, Basel, springer, T.A, 1990

  암환자들이 저절로 치유되는 경우는 공통적으로 T 림프구나 B 림프구가 관여하는 면역시스템의 손상이 적은 경우이다. 그래서 1차적인 치료 후 빠르게 면역력을 회복시키고 T 림프구와 B 림프구의 기능을 회복시켜, 암환자의 정상적인 면역을 유지시켜줄 수 있는 시스템이 어떤 치료보다 중요하다.

  면역세포를 활용하여 암세포를 사멸시키는 메커니즘은 면역세포가 어떻게 암세포를 사멸시킬 수 있느냐가 중요하다. 수술, 항암, 방사선 치료 시 면역치료는 반드시 병행되어야 한다. 21세기 새로운 암치료 트렌드는 '면역학적 암치료'이다.

6

생물의학적 치료는 인체 생리기능을 정상화시키는 치료 방법이다.

 암치료에 있어서 현대의학적 표준치료와 더불어 다양한 생물의학적 제제들을 활용하여 암의 발생과 성장에 관여하는 총체적인 생리기능을 강화시켜 줄 수 있는 방법들이 연구·개발되고 있다.

 1906년 Schone이 처음으로 생물학적 백신을 투여하여 암을 치료한 것을 시작으로 1960년대 미국 Bekesi, 오스트레일리아 Burnet, 프랑스 Matje, 일본 Uchida, 오스트리아 Micksche 등은 본격적으로 생물의학적 천연치료제를 활용하여 생리기능을 정상화시켜 암을 치료하는 방법을 연구하여 효과를 극대화해 왔다.

[생물의학적 암치료의 발전]

1970년	BCG 백신으로 암의 재발·전이 억제에 효과를 나타내자 Burnet는 인체 생리 전반적인 기능, 특히 면역학적 기능이 정상적일 때 암세포의 발생이나 지속적인 성장을 차단할 수 있다고 발표하였다.

1970년대 이후	본격적으로 인체 전반적인 생리, 면역기능 강화 및 면역을 조절시키는 많은 천연 제제들이 개발되기 시작하였다. 흉선과 태반 펩타이드(Goldsteine), 미슬토 식물추출액(Dencket), 식물 및 동물체에 함유된 효소제(Rokitansky), 생물의학적 제제 중 세포 분화 촉진제인 파생요법(Pasterino), 박테리아독(Coley), 식물체 속의 미네랄, 무기물, 각종 항산화제 등 다양한 생물의학적인 제제들이 오늘날 암치료에 커다란 역할을 맡게 되었다.
1983년	생물의학적 반응 조절 물질의 지속적인 연구와 임상 효과들이 밝혀지면서, 기존의 치료법에서 벗어나 암세포를 다양하게 공격할 수 있는 방법이 발전되어 왔다
2000년대 이후	현대의학적 표준치료 이후 재발·전이되는 것을 차단시키는 표준 프로그램이 적용되고 있다. 표준 프로그램은 암의 특성과 재발·전이 가능성을 충분히 예측하여, 진행 억제에 필요한 비타민, 미네랄, 항산화 물질, 특이적 항체, 특이적 표적 물질, 면역 활성 물질을 활용하고 있다.

이러한 시대적 배경에 맞춰 암환자들도 현대의학적 표준치료의 효과를 높여주고, 합병증 및 부작용을 경감시키기 위한 다양한 생물의학적 치료의 병행을 선호하게 되었다.

암환자는 원 발생지에서 발생한 암으로 사망한 경우는 많지 않고, 대부분 1차 치료 후 잔재한 암세포들이 치료 후 더욱 강한 성격으로 탈바꿈하여 재발한 암, 원 발생지에서 타 장기로 전이된 암으로 사망하는 경우가 더 많다.

암치료에 있어서 이러한 측면에서 1차적 수술, 항암, 방사선 치료도 중요하지만, 치료 전과 후로 나누어 볼 때 재발하지 않도록 막아주는 것, 암세포가 타 장기로 전이되지 않도록 막아주는 것이 절대적으로 중요하다.

이러한 측면에서 암환자에게 통합적인 치료 프로그램을 적용해야 하는데 그 핵심은 생물학적 제제를 통한 방법이다.

7

21세기 암치료의 트랜드는 '면역 암치료'이다.

우리 인체에는 '나는 암세포이다'라는 것을 표식을 해주는 '종양 표식 항원Tumor-Asssosiated Antigen'이 있다. 문제는 실험실에서 종양 표식 항원을 인위적으로 발현시킨 암세포는 100% 제거할 수 있지만 인체 내에서 발현되는 암세포는 제거하지 못하는 것을 통해, 인체 면역체계와 깊은 관련이 있음을 알 수 있다.

면역 암치료에서 가장 핵심적인 과제는 '어떻게 면역세포들이 암세포를 감지하느냐'이다.
암세포를 감지하지 못하면 면역치료는 아무런 소용이 없다.
암세포를 공격하지 못하는 면역기능은 아무런 의미가 없다.

어떻게 하면 면역세포의 공격을 받아서 암세포가 죽을 수 있고, 면역시스템이 암

세포의 특정적인 것을 감지하여 공격할 수 있는 체계로 만들어 나가는가가 핵심이다.

암세포들은 면역기능을 무력화시킨다.

암세포의 표면에는 암세포임을 표식 하는 항원이 돌출되어 있는데, 면역세포(항체)들이 감지하여 공격하지 못하도록 감추는 물질을 만들어 덮어씌우거나, 항원을 잘라서 항체가 감지하지 못하도록 하는 등 다양한 속임수를 써서 면역세포를 피해 나간다.

초기의 면역세포들은 암세포를 잘 감지하지만, 어느 단계 이상으로 암세포가 커지면 방치하게 되고, 면역세포로부터 자유로워진 암세포는 빠른 속도로 진행하기 때문에 면역세포들이 즉시 제거하기에 역부족인 상황이 된다. 설상가상으로 암세포는 면역기능 자체를 억제시키기 위해 염증을 발현시켜 암세포를 감지하지 못하게 한다.

암환자는 MHC Major Histocompatibility Complex의 기능이 저하되어 있다.

주조직 적합성 복합체, MHC는 세포 표면에 있는 단백질과 펩타이드의 복합체이다. 여기에 결합되어 있는 펩타이드를 에피토프 Epitope[5] 또는 항원 Antigen이라고 하는데 이 에피토프가 어떤 것이냐에 따라 면역반응은 달라진다.

MHC는 에피토프를 파악하여 자기 자신 Self antigen일 경우는 '나는 이 몸 출신이다. 면역세포들아 공격하지 마라'라고 표식하여 면역세포의 공격을 막지만, 비자기 Non self일 경우에는 T 세포에 신호를 전달하여 감염된 세포나 바이러스와 같은 외부 항원을 제거하도록 하는 역할을 한다.

---

5 에피토프(epitope)는 항원(antigen)의 구조에서 항체(antibody), B 림프구 수용체(B cell receptor), 또는, T 림프구 수용체(T cell receptor)와 직접적으로 결합할 수 있는 '항원인식부위'를 의미하며, 항원결정부위(antigenic determinant)라고도 부른다.

그러나 유전적으로 결함이 있거나 환경적인 요인에 의해 면역체계에 이상이 생기게 되면 자기와 비자기를 인지하지 못하여 인체의 면역계는 혼란에 빠진다. 류마티스 관절염, 루프스, 크론병 등 자가면역질환은 면역계가 자기Self antigen를 비자기 Non self로 인식하기 때문에 일어나는 것이다.

또한 우리 몸의 면역체계가 정상이라면 돌연변이 된 세포나 암세포로 진행되고 있는 세포의 암표식항원을 면역세포가 인식하여 공격하겠지만, 암세포가 면역세포를 억제하는 다양한 기전(예. 면역 체크포인트 PD-1, PDL-1)을 가지고 있기 때문에 면역세포가 암세포를 인식하지 못해서 결국 암으로 진행된다.

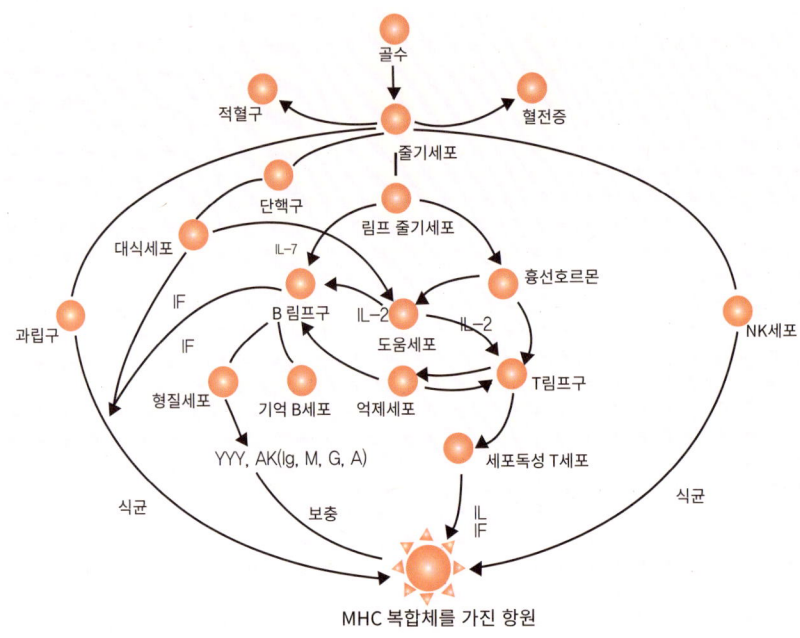

암환자는 MHC 협동체계가 무너져있어 암세포를 인지하고 공격하는 기능이 떨어져있다.

암세포는 면역의 협동체계인 MHC의 방어와 공격을 피하기 위해서 다양한 면역회피 기전을 발현한다. 그래서 면역치료의 핵심은 암세포의 면역회피 기전을 제거하는 것인데, 면역회피기전의 주범은 염증이다. 암세포는 과도한 염증물질을 발현시켜 면역세포의 공격을 피하기 때문에 이 염증경로를 줄이고 면역세포들이 암세포를 감지하여 공격할 수 있는 면역체계를 만들어 줄 수 있어야 한다. 이것이 면역 암치료의 기본원리이다.

암 면역 치료 임보크 시스템은 MHC를 강하게 하기 위한 특이적, 비특이적 면역을 모두 활성화 시킬 수 있도록 '고용량 셀레나제High Dose selenase, 이뮤코텔을 활용한 생물의학적 치료'와 '고단위 영양치료', '시스테믹systemic 온열치료'를 병행한다.

1부

아름다운 동행
'희망의 밭을 일구다'

1

세계인의 해열제 타이레놀을 통해서 '기업윤리'를 배우다.

의약계의 첫 발걸음은 '타이레놀'이었다.

타이레놀은 1879년 미국 필라델피아 '로버트 맥닐'이라는 약사에 의해서 개발되어 1955년 어린이 타이레놀이 판매되기 시작했다. 존슨앤드존슨Johnson & Johnson은 1959년에 맥닐 연구소를 매입하여 본격적인 마케팅을 시작하였고, 1994년 존슨앤드존슨의 계열사인 ㈜한국얀센[6]에서 한국 내 판매를 시작하여, 타이레놀을 효과 빠른 전 세계인의 해열진통제로 자리매김시켰다.

나는 1990년 존슨앤드존슨의 계열사인 ㈜한국씨락[7]에서 영업 사원으로 타이레놀을 국내 의약계 시장에 론칭Launching하며 의약계에 발을 내디뎠다.

6　얀센은 1953년 벨기에의 파울 얀센에 의해 설립된 제약회사로 1961년 미국 존슨앤드존슨에 인수된 이후 현재는 존슨앤드존슨의 제약 사업부 브랜드이다.
7　㈜한국얀센은 1983년 창립하여 1993년 ㈜한국씨락을 인수하였다.

타이레놀은

- 아세트아미노펜 단일 성분으로 무 카페인, 무 색소의 빠르고 편한 해열진통제,
- 속방정[8]으로 복용 15분 만에 빠르게 작용하여 4시간 동안 지속효과
- 빠른 통증 완화가 필요한 두통, 치통, 생리통에 효과적인 해열진통제를 표방한다.
- 또한 위 점막을 보호하는 콕스-1 COX-1 작용을 방해하지 않아 위장장애에 대한 부담이 적어 공복에도 복용이 가능한 진통제로서, 코로나 백신 접종 이후 발열이 나타났을 때 세계인이 찾는 해열진통제로 자리매김하였다.

타이레놀이 세계적으로 성공할 수 있었던 배경 중 하나는 1982년 미국 시카고에서 타이레놀을 섭취한 후 7명이 사망한 사건이 있었다. 빠른 진상 규명을 위해 존슨앤드존슨은 타이레놀을 전량 1억 달러 이상 수거하여 전수 조사하였으며, 혹시 모를 문제를 대비하기 위해서 포장재 제조 라인을 개선하는 등 제품을 안전하게 개선하기 시작했다. 이러한 행보로 실추되었던 회사의 이미지는 상승되었으며, 타이레놀을 국내 론칭하는 계기가 되었다.

타이레놀이 세계인의 해열진통제로 자리매김하기까지는 수많은 세월과 역경을 극복하기 위한 노력이 있었고 오직 안전한 제품으로 소비자의 신뢰를 줄 수 있도록 노력하는 기업의 철학이 있었다.

타이레놀이 세계적인 제품으로 자리매김할 수 있었던 것은 이러한 소비자를 위한 기업철학과 제품의 안전성이었다고 생각한 나에게 타이레놀은 셀레나제를 선택하는 데 있어 기준을 제시해 주었다.

---

8 속방정(IR Tablet, Immediate Release Tablet); 특별한 방출 제어 기술이 가미되지 않아 복용 시 바로 녹는 알약

'기업철학과 윤리 그리고 안전성'은 마케팅의 가장 기본이고 생명이다.

타이레놀이 세계인의 해열제로써 자리매김하였듯이, 셀레나제를 세계인의 해독제, 면역 항암제로 만들기 위한 꿈을 갖게 되었다.

2

'자연의학적 아로마 테라피', 질병의 원리를 가르쳐주다.

2000년, 국내에 의약분업이 결정되었다.

의약분업은 무분별한 의약품의 오남용을 막기 위해서 치료의 전문가인 의사와 약사가 역할을 분담하는 제도이다. 당시 우리나라 항생제페니실린의 내성률은 의약분업을 실시하고 있던 국가들보다 5~7배 이상 높았고, 항생제 사용량과 주사제를 처방받은 환자의 비율은 세계 보건기구WHO의 권장치보다 높았다. 의약품 오남용에 따른 부작용을 줄여 국민 건강증진에 도움을 주고, 의료비용을 줄이고자 2000년 8월 1일부터 본격적인 의약분업이 시행되었다.

의약분업에 맞춰서 새로운 꿈을 펼치기 위해서 나는 1998년, 타이레놀로 시작한 제약과 약국 체인 회사에서 일했던 경험을 토대로 일반의약품 도매상이 아닌 '독일은 제약의 왕국이면서 생약이 가장 발달한 나라'임을 생각하고, 독일의 생약을 의약분업의 취지와 목적에 맞는 대안으로 삼기로 결심하였다.

독일은 항생제와 케미컬 성분의 진통제 및 소화제를 대용한 생약이 발달한 나라였기 때문이다.

내가 찾은 대안은 아로마 테라피Aroma Therapy였다.

새로운 도전을 목표로 하였으나 당시 사업화 시킬 수 있는 전문지식이 부재不在하였기에 도움을 줄 수 있는 전문가를 찾아 나섰고 최옥병 박사[9]를 통해서 독일 생물학의 발전사와 아로마의 개념을 정리할 수 있었다.

최옥병 박사는 이 길을 갈 수 있도록 인도해 준 멘토이자 스승이나 마찬가지이신 분이다.

독일이 제약의 왕국이면서 생물학이 가장 발달할 수 있었던 근거는 아로마 테라피이다.

식물, 동물, 광물, 미생물과 같은 천연물질을 질병에 적용하면서 얻어진 경험과 지식은 '천연물 약학'으로 발전하였다. 특히 독일 식물학자인 슐라이덴Matthias Jakob Schleiden[10]이 창시한 '식물의학Phytomedicine'은 모든 의학과 자연과학의 모체가 되었고, 독일의 분석과 추출 그리고 임상의학적 기초는 약초식물 속의 생리활성물질들을 체계적으로 연구, 개발하여 제약으로 활용하는 놀라운 발전을 하였다.

천연 약초 식물들을 자연적 조건에서 대량 재배·생산할 수 있는 기술력과 특정 성분을 배양하거나 생합성 기전을 밝힘으로써 의약품 개발에 다양한 분야를 개척한 독일 식물의학은 동종요법Homeopathic[11]과 더불어 현대의학에서 빼놓을 수 없는 중

9　독일 호엔하임대학교 Dept. of Biology & Biotechnology 학부 졸업 / 독일 튀빙겐대학교 대학 Dept. of Biology & Biotechnology 석,박사 졸업 / 독일 하이델베르크 의과대학 국립 암 연구센터 학술연구과정 수료 / 독일 프라이부르크 의과대학 종양면역학 연구소 전문 연구과정 수료 / 독일 BioMed Klinik 암 전문병원 암 면역학 연구과정 수료 / 독일 생물학적암치료재단 회원 / 한·독생의학학회 총괄 학술 이사

10　마티아스 야코프 슐라이덴 (Matthias Jakob Schleiden, 1804년 ~ 1881년)은 독일의 식물학자이다. 하이델베르크 대학에서 법률학을, 괴팅겐·베를린·예나 대학 등에서 식물학과 의학을 연구하였다. 그는 세포가 생물의 중요한 단위라고 생각하였다. 그리하여, 영국의 식물학자인 브라운의 세포핵에 관한 학설을 발전시켜 슈반과 함께 세포설을 발표하였다. 저서에 《물과 그 생활》, 《과학적 식물 연구》가 있다.-위키백과 발췌

11　인체에 질병 증상과 비슷한 증상을 유발시켜 치료하는 방법. 히포크라테스는 건강한 사람도 질병과 유사한 증상을 일으킬 수 있으며, 질병 원인과 같은 물질을 소량 사용하면 그 증상을 낫게 할 수 있다는 사실을 처음 발견하였다. 이것을 1790년대에 독일의 의사 사무엘 하네만(Samuel Hahnemann)이 발전시켜 개발한 것이다. 동종의 물

요한 자리를 차지한다.

[식물의학의 유래와 역사]

B.C 5세기 전	히포크라테스에 의해 버드나무줄기 추출물이 통증에 효과가 있다는 것이 밝혀져 통증치료에 활용. 오늘날 살리실 성분을 분리하여 아스피린이라는 제제로 광범위하게 발전
5,000년 전	인도, 중국을 중심으로 약초식물을 이용한 질병치료 시작 특히 후추, 생강, 사탕수수, 마황, 대황, 인삼 등은 식품 범주를 벗어나 질병치료에 광범위하게 활용
B.C 4세기 전	페르시아 상인들은 항생제로서의 다양한 약초 식물들을 연구, 개발하고 특히 푸른곰팡이의 항생제 기능을 이용해 제약으로 활용
1928년	플레밍에 의해 페니실린 개발에 성공

16~17세기 식물의학은 다양한 약리성분을 분리·추출하는 기술이 발전하게 되었고, 19세기에 분석화학의 발달과 임상연구의 충분한 자료를 통해서 독일의 식물의학이 의약과 제약 분야에서 최고의 경지에 오를 수 있게 되었다. 독일이 제약의 왕국이면서 생물학이 가장 발달한 나라가 될 수 있었던 기초는 식물의학Phytomedicine인 것이다.

아로마 테라피는 식물이 자신을 보호하기 위해 발현하는 고유의 향을 치료적으로 접근하는 학문이다.

자연 본래의 순수한 향 물질을 육체적, 정신적, 심리적 상태에 총체적으로 작용시켜, 생리기능 전반에 부작용 없이 탁월한 약리효과를 발휘하는 아로마는 '신이 주신 선물'이라고 많은 문헌에서 표현하고 있다. 아로마 테라피는 식물이 스스로를 보호

질을 써서 치료한다는 유사성의 법칙(Law of Similar)에 근본을 두고 있어 유사요법이라고도 한다.

하고 지키기 위해서 발현하는 고유의 향을 치료적 개념으로 접근한 것으로 특정 약효 성분만을 분리·추출해 농축시켜 활용하는 '식물약품Phytopharmaceuticals'과 전체 식물 속에 농축성분을 그대로 치료에 활용하는 '식물치료제Phytotherapeutics'로 분류하여 치료에 보완의학 또는 단독으로 활용된다.

아로마 오일의 학술적인 이름은 에테르Ether 아로마 오일이다.

아로마는 에테르기[12]를 가지고 있어 공기 중으로 확산되는 성격이 강하다. 아로마 테라피에는 90종 이상의 식물이 활용되고 있으며, 아로마 성분은 식물체에서 자신을 방어, 성숙, 성장, 분화를 촉진하는데 없어서는 안 되는 아주 필수적인 성분으로 우리 인체에서 백혈구 또는 호르몬의 기능을 수행한다고 생각하면 된다.

아로마는 생명에 가장 필요한 에너지를 투여한다는 측면에서 상당히 유익하고 오래전부터 약리효과가 밝혀지면서 약리학적으로 광범위하게 활용될 수 있도록 발전하고 있다.

아로마의 대표적인 기능은 면역의 기초인 림빅시스템Limbic System에서 이뤄진다.

림빅시스템은 우리 인체에서 일어나는 모든 총체적인 생리활성기능이다.

아로마는 교감신경과 부교감 신경계에 전체적으로 작용함으로써 신경계의 림빅시스템을 조절하여, 도전, 스트레스 방어, 영양대사, 성性적 활동, 동기유발, 기분 및 감정 조절, 의욕 호르몬 조절, 기억력 향상, 인체 장기의 대사 기능조절, 신경기능, 감지, 인식 등에 약리효과를 나타낸다.

---

12   산소 원자에 두 개의 탄화수소기가 결합된 유기 화합물을 통틀어 이르는 말. 화학식은 ROR.

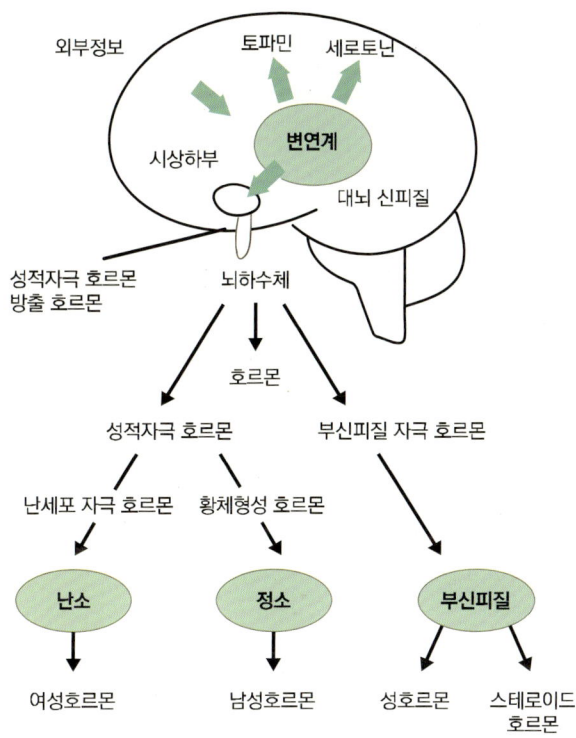

이러한 아로마 테라피를 통한 질병의 치료는 현대의학적 치료가 요인을 제거하는데 목표로 하는 것에 반해, 질병의 근원적인 요인을 제거하고 인체의 생리활동 전반을 정상적으로 유지하는 것을 목표로 한다는 것을 알 수 있다.

식물이 생명체를 유지하기 위한 아로마를 통해서 감기부터 암에 이르기까지 면역학적, 신경학적, 영양학 전반에 걸친 총체적 개념으로 질병의 근원적인 해결 방법을 알게 되었다.

3

분자교정의학적 개념, '미라클러스'로 암을 이해하다.

암환자에게 나타나는 전형적인 특징 중 하나는 못 먹어서 사망하는 것이다.
　암이 악화되고 말기로 갈수록 암환자들의 기초대사량은 떨어지고 최소한의 생리활동도 유지시켜 나갈 수 없을 만큼 극도의 영양 결핍 상황이 발생된다. 그래서 암이 진행되고, 치료가 진행되면 될수록 체중은 급속하게 빠지고 심각한 근육손실이 나타나는 '튜머카켁시아Tumor Cachexia'현상이 일어난다.

　튜머카켁시아 현상은 암환자들에게 나타나는 전형적인 특성이고, 이 현상이 나타나면 어떠한 치료도 큰 도움이 되지 않는다. 특히 현대의학적 표준치료 후에는 더욱 극심한 영양결핍이 초래되기 때문에 회복기 치료 중인 암환자에게 무엇보다도 체계적인 영양공급이 중요하다.

　미라클러스는 암환자에게 필요한 기초적인 생리활성 성분 50여 가지를 체계적으로 공급하기 위해서 만들어진 제품이다.

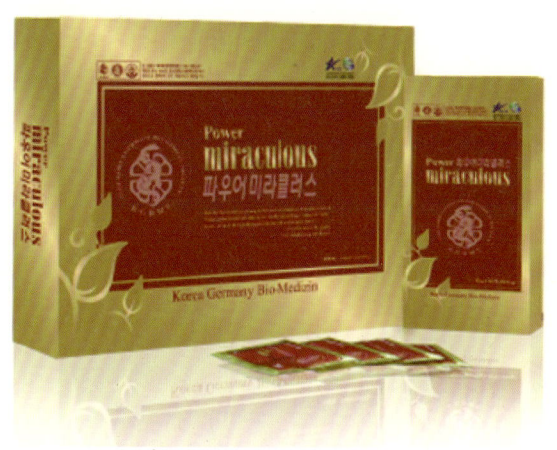

초창기 미라클러스

당시만 하더라도 미라클러스가 오늘날까지 암환자들과 동행의 길을 걷게 될 줄은 전혀 예상하지 못하였다. 당시에는 암환자에게 가장 기본적인 물질을 제공해야 되겠다는 생각밖에 없었다.

미라클러스의 기본 컨셉을 통해서 암을 이해하게 되었고 암환자를 만날 수 있게 되었다.

미라클러스는 분자교정의학적Orthomolecular Medicine 기초에 근거해서 연구된 암환자 맞춤형 생리활성물질이다.

분자교정의학의 개념에서 암환자의 특성을 보면 암환자는 치료 전과 후, 일반 사람보다 더 많은 대사활성물질Vital-substances이 필요하다. 특히 항암화학요법이나 방사선 치료의 후유증을 경감시키거나 전이를 억제하고 암세포로의 전환을 억제하거나, 환자의 삶의 질 향상을 위해 바이탈Vital 물질은 더욱 필요하다.

기본적인 바이탈 물질들로는 필수 비타민, 미네랄 및 미량원소, 지방산, 아미노산 등을 꼽을 수 있으며 **바이탈 물질로 암환자를 치료하는 것을 분자교정의학이라고 한다.**

지금까지 약 40여 가지 바이탈 물질들이 연구되고 있고 임상적 효과가 밝혀지고 있다. 바이탈 물질은 인체의 물질대사 과정에서 부족한 필수 성분들을 보충시키고, 특정한 양은 건강회복에 중요한 기능을 수행하게 된다. 특히 수술, 항암화학요법, 방사선 치료를 받은 암환자의 경우에는 이러한 바이탈 물질들이 음식을 통해 충분히 공급되지 못하거나 흡수 장애가 발생되어 암성 부작용은 더욱 심해진다. **따라서 바이탈 물질의 보충은 음식을 통한 섭취가 아니라, 별도의 체계적인 공급이 시행될 때 확실한 임상효과를 기대할 수 있다.**

암환자에게 요구되는 바이탈 물질은 다음과 같다

비타민	비타민 A, 베타카로틴, 비타민 C, 비타민 D, 비타민 E 비타민 B_1, B_2, B_3, B_6, B_{12}, 엽산, 비오틴 등이 있다.
미네랄	철(Fe), 칼슘(Ca), 마그네슘(Mg)이 대사활력을 위해 공급되어야 한다.
미량원소	셀레늄(Se), 아연(Zn), 구리(Cu)가 필수적이다.
지방산	오메가-6-지방산이 적당량 공급되어야 한다. 과잉공급은 암세포 성장을 촉진시킨다. 식물성 오일 속에 함유되어 있는 오메가-3-지방산은 암세포 성장을 억제시킬 뿐만 아니라 면역력 증강에 크게 기여하지만, 1일 2~3g 이상 섭취하지 않는 것이 바람직하다.
아미노산	글루타민, 시스틴, 글리신은 면역 활성 및 정상세포 활력에 매우 중요하다.
유산균	유산균, 락토바실러스, 비피더스는 장 기능 활성뿐만 아니라 면역력 활성에 크게 기여한다.
기타	식물성 플라보노이드, 식물성 호르몬, 사포닌 등은 정상세포를 보호하고 암세포 분열을 억제 시키며, 암성 해독기능을 수행한다.

암을 치료하는 근본적인 방법은 생리활성물질을 바탕으로 현대의학적 표준치료

를 접목하는 것이다.

　현대의학적 표준치료를 통해 암세포 제거에 목표를 두고 치료하다 보면 인체의 기초 대사를 등한시할 수 있다. 암환자는 암으로 사망하지 않고 치료 과정에서 발생되는 합병증과 후유증으로 사망하기 때문에 치료의 근본은 기초 생리활성물질의 결핍을 보충해 주고, 생명현상을 유지하기 위한 에너지를 발현시켜야 된다.

　미라클러스는 암환우들과 함께 동행을 시작하는 운명의 시작이었다.
　미라클러스가 없었다면 암환우와의 동행을 시작하지도, 그리고 많은 운명적인 인연이 이어지지도 못했을 것이다.

백일홍, '암환우와 아름다운 동행의 길'을 열어주다.

    백일홍은 2001년 봄날 전남대학교 강당에서 15명의 유방암 환우들이 모여 함께 운동을 하며 항암치료의 힘든 과정을 이겨내기 위해서 시작된 광주·전남 유방암 환우 자조모임이다.

    힘든 투병 기간을 끝내고 한 달에 한 번씩 모여 서로의 아픔을 공유하고, 희망을 얻기 위해 시작된 백일홍과의 인연이 20년을 넘었다. 백일홍은 내가 나의 길을 갈 수 있도록 그리고 암환우와 아름다운 동행을 이끌어준 길잡이 역할을 해주었다.

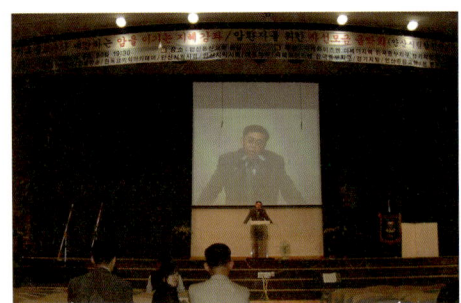
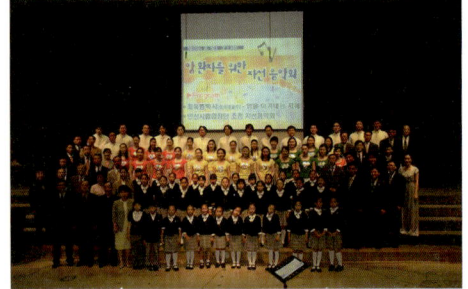

암환자를 위한 자선모금 음악회(2004.05.20.)

당시 '한독생의학 아카데미'를 통해서 암과 물질대사의 중요성에 입각하여, 암환자의 면역과 영양을 뒷받침해줄 수 있는 생리활성물질인 미라클러스를 약국을 통해서 유통하고 있었다. 그러던 중 미라클러스를 복용한 백일홍 회원들이 회복에 많은 도움이 되었다면서 공동구매를 요청하기 위해 우리 사무실을 찾아왔다. 나는 그들과의 대화를 통해서 암환자로써 사는 것에 대한 고충을 알게 되었다.

당시만 해도 암에 대한 사회적 인식이 부족했던 터라 암환자가 받는 사회적 고통과 편견은 매우 컸다.

그들이 말하는 사회적 편견은 일종의 '낙인烙印'이었다. 암은 불치병으로 한센병 Leprosy[13]처럼 취급당했고 많은 환자들이 결혼식에도 참석하지 못하는 등 사회적 냉대 속에서 투병하고 있었다. 또한 주변의 따가운 시선으로 목욕탕도 마음대로 가지 못했기에 '수요 목욕회'를 결성하여 매주 목욕탕이 쉬는 날수요일에 목욕탕을 이용했다는 사연, 웃고 항암치료실에 들어갔으나 나올 때 관으로 나온 사연 등 수많은 안타까운 이야기를 들을 수 있었다.

암은 산업화의 잔유물이라고 생각한다.
그렇기에 그들을 위해서 무엇을 도와줄 수 있을 것인가를 끊임없이 고민하고 있다.

회사 재정은 어려웠지만 20년이 넘는 세월동안 암환자들에게 보금자리를 제공해주었고, 암환우들에게 희망의 메시지를 전달할 수 있는 '백일홍 합창단'의 활동을 후원하고 있다.

또한 사회적으로 소외당하는 그들이 다시 사회로 복귀할 수 있도록 일자리를 제공할 수 있는 다양한 방안을 모색 중이다.

13　나균에 의해 감염되는 만성 전염성 질환

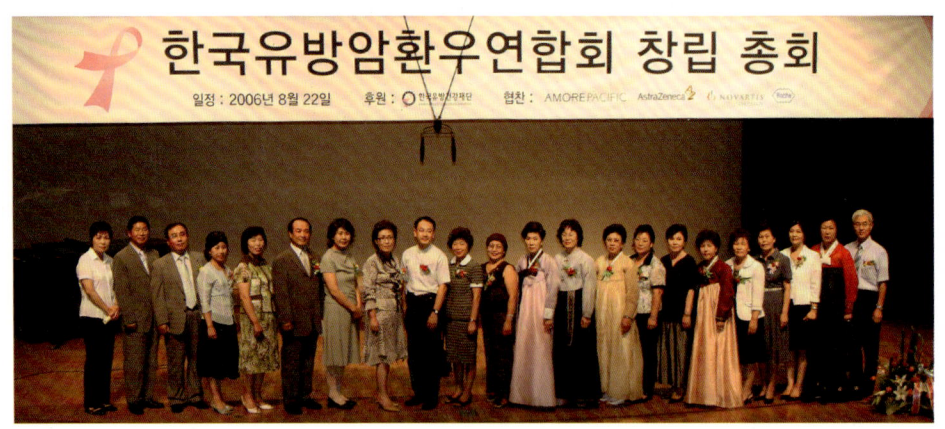

백일홍과의 인연으로 암환우의 실상을 알게 되었고 도움이 되고자
한국유방암환우연합회 창립에 후원하였다.

　독일은 암환자가 치료받을 수 있는 권리를 규정한 법규가 정해져 있기 때문에, 의사와 환자가 서로의 치료 방법과 정보를 공유하면서 환자가 치료의 선택권을 갖도록 되어 있다.

　하지만 우리의 현실은 그렇지 못하기 때문에 자조모임을 통해서 소통하고 치료 과정을 견뎌내는 것이다. 암으로 진단받고, 치료받은 환자들에게 최고의 간호는 먼저 암을 경험했던 선배들의 '경험'이라고 생각한다. 암치료 과정의 경험을 서로 공유하면서 서로가 서로에게 격려하고, 소통하는 것이 암을 극복할 수 있는 길이라는 것을 알기에 지속적으로 후원하고 있다.

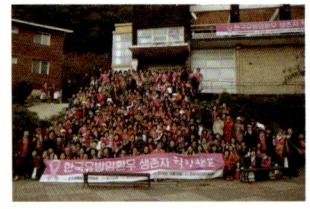 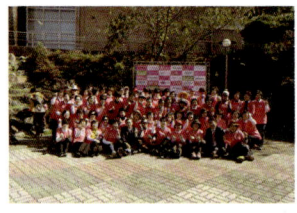 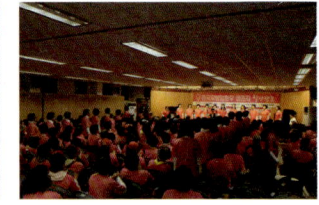

'한국유방암환우 생존자 힐링캠프', 암환우 자조모임의 활성화를 위해 메인 후원업체가 되어 전국
유방암 환우단체 회원 300명이 모여 힐링캠프를 진행하였다.

백일홍의 시작은 미라클러스와의 인연이었지만
백일홍을 통해서 아름다운 동행을 할 수 있는 이유를 찾았다.

암환우들에게 희망과 용기를 줄 수 있는 무엇인가를 해야겠다는 계획을 세우게 되었다. 바로 '암환우 희망재단'이다. 언젠가는 암환우와의 아름다운 동행을 위해 암환우 희망재단을 설립하고 싶다. 암환우 희망재단을 통해서 하거 박사가 암환우와 평생을 동행했듯이 그의 철학을 계승하여 암환우들에게 희망과 용기를 주기 위한 준비를 하고 있다.

5

종양학의 통합적인 개념 IKO®, 국내 의약계에 접목시키다.

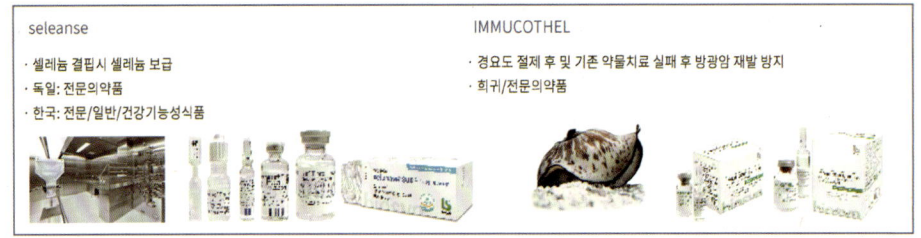

비오신은 하거 박사가 창립한 생물의학적 암치료재단(1982년)의 활발할 연구과정에서 태동한, 독일 최초 생명공학 회사중 한 곳이다.

1960~70년대 구멍삿갓조개의 혈액에서 추출한 헤모시아닌(KLH)은 세포성 면역을 자극하는 물질로 발견되어 인체에 사용되기 시작하였고, 1974년 Olssen 등은 Journal of Urology[14]에 헤모시아닌으로 치료한 방광암 환자군은 11%가 재발되었고, 대조군에서는 70%의 환자가 재발됨으로써 '헤모시아닌이 방광암의 재발을 낮

---

14 OLSSON, Carl A.; CHUTE, Richard; RAO, Chadalawada N. Immunologic Reduction of Bladder Cancer Recurrence Rate. The Journal of Urology, 1974, 111.2: 173-176.

추었다'는 임상결과를 발표하였다. 단 한 번의 피부 면역 자극 통해 재발이 59%나 감소된 것이다. 이후 진행된 무작위 임상 연구들에서도 헤모시아닌의 투여로 방광암의 재발률이 획기적으로 감소되었고, 약물의 부작용은 나타나지 않는다는 것을 알게 되었다

독일 비오신biosyn Arzneimittel GmbH**의 설립자인 슈티펠 박사**Dr. rer. nat. Thomas Stiefel[15]**는 이러한 획기적인 임상에도 불구하고, 기업의 이윤이 없기 때문에 의약품화 되지 못하는 시장의 한계를 극복하기 위해서 1984년 비오신을 설립하였다.** 그는 헤모시아닌을 안전하게 분리·정제하는 기술의 특허를 획득하고, 이뮤노시아닌 Immunocyanin을 주원료로 하는 이뮤코텔IMMUCOTHEL®과 백문VACMUNE®의 개발에 성공하였다.

또한 현대의학적 표준치료의 부작용을 최소화하기 위해서 다양한 생물학적 제제를 보완의학적 관점에서 병행하는 통합의학적 암치료컨셉(IKO®)을 표준화시켜, 2003년 독일-오스트리아 종양학회의 합의문서로 출판[16]하면서 통합의학적 암치료의 모델을 제공하였다.

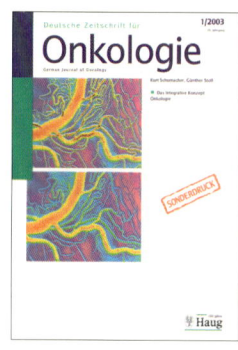

종양학의 통합의학적 암치료의 핵심은 셀레나제(selenase)와 미량영양소인 케어이문(CAREIMMUN)이다.

---

15 슈투트가르트 대학 생화학 전공, 생화학 학사 / 뮌헨 루드빅 막시밀리언 대학 생화학 석사/ 막스플랑크 연구소 생화학 박사학위 취득 / 막스플랑크 연구소 연구원 / 1984- 독일 비오신 설립 후 CEO로 재직
16 Deutsche Zeitschrift für Oncologie, 2003; 35:37-51

종양학의 통합적인 개념 IKO®Das Integrative Konzept in der Onkologie

2004년 11월, 국내 의료진들과 함께 비오신을 방문 당시 슈마허 박사Dr. Kurt Schumacher로부터 통합의학적 암치료 프로그램의 배경과 취지를 직접 들을 수 있었다.

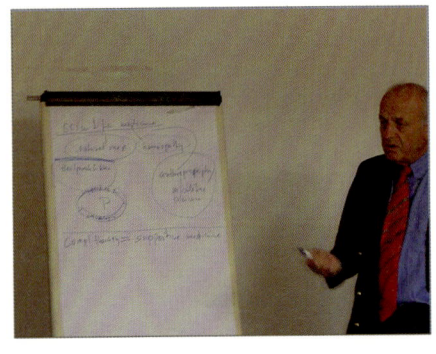

종양학의 통합의학적 개념에 대해 설명해주고 있는 슈마허 박사

슈마허 박사와 스톨 박사Dr.Günther Stoll 등으로 구성된 연구팀은 IKO®의 핵심물질인 생물의학적 제제를 과학적으로 검증하고 입증한 프로그램을 정형화시켜 독일-오스트리아 종양학회의 합의문서로 출판하였고, 암재활 전문 클리닉의 마케팅을 진행하고 있었다. 당시 슈마허 박사는 로베르트 보쉬그룹 병원의 병원장이었는데 현대의학적 암치료의 한계를 극복하기 위해 보완의학적 프로그램인 IKO®를 통해서 통합의학적 암치료의 모델을 제시하는데 큰 역할을 하였다.

IKO®Das Integrative Konzept in der Onkologie의 기본 컨셉은 현대의학적 표준치료 과정에서 발생되는 독성물질을 제거하기 위한 셀레나제와 근육 손실과 체중 감량을 예방하기 위한 목적의 케어이문을 중심으로 흉선 추출물, 렉틴을 정량화 한 미슬토, 아연과 간-지라 펩타이드들의 융합이다.

종양학의 통합적인 개념IKO®**은 환자의 상태와 치료 단계에 초점을 맞추고 있다.**

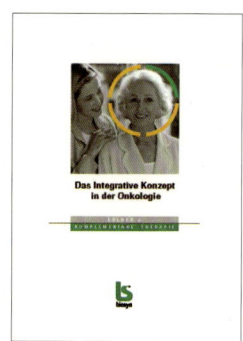
　　종양학의 통합적인 개념은 전통적인 치료방침과 보완의학적인 치료방침을 의미있고 세심한 방법으로 결합한다. 그리고 진단 단계, 치료 단계, 보조적인 단계, 회복기 치료와 전이·재발 단계 등으로 구분하여 암환자 중심의 통합적인 모델을 제공하였다.

**　　　종양학의 통합적인 개념은 표준치료와 생물의학적 치료를 부가적** Additive **또는 보완적**Adjuvant**으로 통합하는 것이다.**

　　많은 암환자들이 보완의학적 치료 방법을 선택하고 있는데, 이것은 면역 상태를 유지하기 위해서이고 한편으로는 치료 과정에 있어서 몸을 더 튼튼하게 하기 위해서이다.

- 일차적인 치료에서 나타나는 부작용을 줄여준다.
- 환자가 더 잘 순응함으로 치료 효과가 높아진다.
- 치료를 하다가 중단하거나 의인성醫因性 감염이 생기는 것을 피할 수 있다.
- 인체가 원래 지니고 있던, 종양에 대한 저항력을 북돋아 준다.
- 암환자의 삶의 질을 높여준다.
- 수동적으로 지켜보는 태도를 버리고, 종양에 대한 후속 간호를 능동적으로 하게 된다.

	전통적인 치료	보완적인 치료
수술 항암 화학요법 방사선 치료	AMETYCINE® 5-FLUOROURACIL biosyn METHOTREXAT biosyn liquid VINCRISTIN biosyn FLUTAMID biosyn TAMOXIFEN biosyn CALCIUMFOLINAT biosyn liquid Fiblaferon®	셀렌 이종(異種) 펩티드 아연 미량영양소	selenase® FACTOR AF2 ZINKOTASE® CAREIMMUN®
종양에 대한 후속간호/ 후속치료	Fiblaferon®	셀렌 이종(異種) 펩티드 겨우살이 추출물 가슴샘 펩티드 스플레노펜틴/티모펜틴 미량영양소 비타민 C	selenase® FACTOR AF2 EURIXOR® THYMOJECT® KIMUN® CAREIMMUN® SYNUM®C

종양학의 통합적인 개념에 의한 현대의학적 표준치료와 보완의학적 치료 약물 예시

이러한 종양학의 통합적인 개념의 문서화된 경험적인 작용과 기초적인 연구 과정을 통해서 주된 작용물질을 정의하고 표준화하여 2003년 2월에 오스트리아 푸슐 암제Fuschl am See에서 개최하는 종양학 학술대회에서 종양 환자의 보완-지지적 요법을 위한 지침으로 설정되었다.

나는 이러한 종양학의 통합적인 개념을 국내 의약계에 접목하기로 결심하였다.

당시만 하더라도 국내 의약계는 보완·대체의학적 수준에서 통합의학을 배제했지만, IKO®는 현대의학적 암치료의 효과를 배가시키고, 부작용은 최소화해 암환자의 생명 연장과 삶의 질을 높이는 데 목적을 두고 있었기 때문이다.

6

통합암치료의 선구자 하거 박사와
아름다운 동행을 꿈꾸다.

하거 박사와의 만남은 나의 운명의 길이 되었다.

2004년 10월, 독일 비오신의 초청으로 국내 의료진과 함께 독일의 클리닉들을 방문하였다. 독일은 자연환경이나 의료진의 특성에 따라 전문화되고 특화된 형태의 재활전문 클리닉들이 운영되고 있었다. 알프스 접경지역의 맑은 공기의 청정지역에서 호흡기 치료를 전문으로 하고 있는 다보스 클리닉, 항생제와 항암제를 전혀 투여하지 않고 오로지 자연의학으로만 암을 치료하는 필더 클리닉, 프랑스 국경지역에 위치한 비오메드 클리닉 등을 방문하였다.

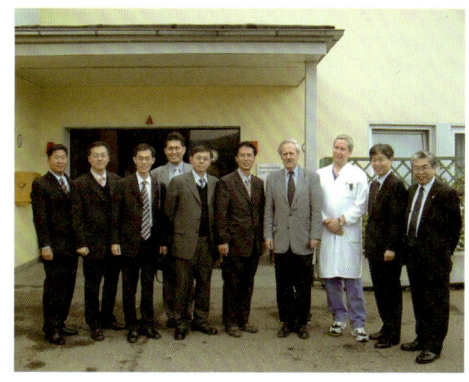
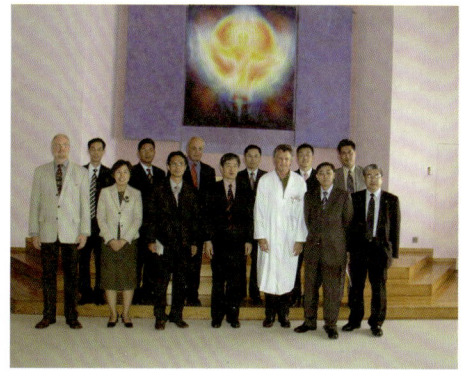

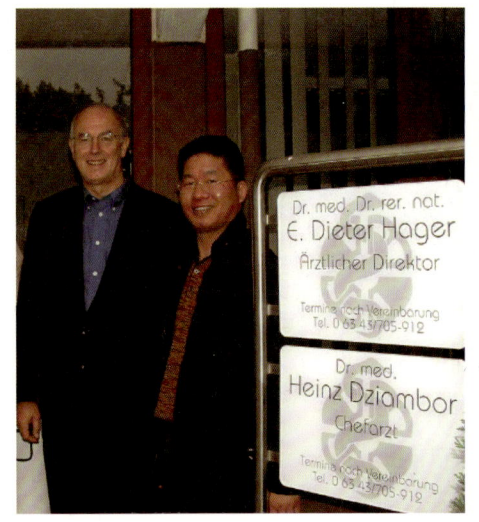 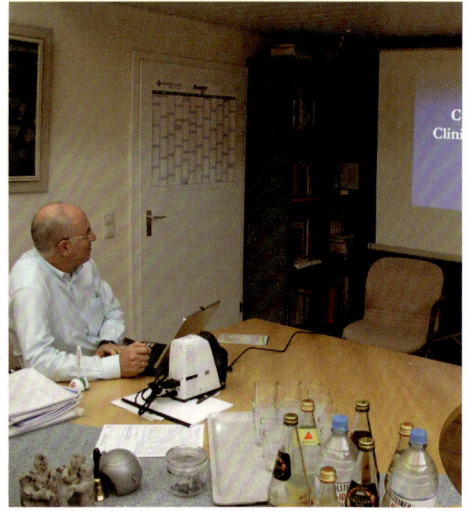

필더 클리닉과 뉴롤로지쉐 클리닉, 다보스 클리닉 등을 방문 하였고
비오메드 클리닉에서 만난 하거 박사는 비오메드에서 시행되고 있는
통합암치료에 대해 설명해 주었다.

    독일 최초 암재활 전문 클리닉 중 한 곳인 비오메드 클리닉에서 하거 박사를 처음으로 만났다. 하거 박사는 교과과정에서 배운 것들만 가지고는 암환우를 치료하는 데 있어 효과를 입증하지 못하였기 때문에 새로운 치료 방법을 찾게 되었다. 그래서 면역학과 치료물리학을 전공하여 통합의학적 암치료를 시도하였다고 한다. 그리고 평생동안 암환우와의 동행을 위해 현대의학적 표준치료의 한계를 극복하고 암환자의 생명연장과 삶의 질을 높이기 위해서 면역과 영양, 치료물리학을 전공하고 심리·정신 분야까지도 접목하기 위한 노력을 해왔다고 하였다.

    그는 1982년 독일 생물의학적 암치료재단Gesellschaft für Biologische Krebsabwehr e.V. GfBK를 창립하여 현대의학을 보완하기 위한 생물의학분야에 새로운 길을 열었고, 독일 생물의학적 암치료재단에서 연구된 제제들의 임상을 위해 1989년 비오메드 클리닉BioMed Klinik을 설립하여 암환자에게 적용하여 탁월한 임상적 개선효과를 발표하였다.

이러한 근거를 바탕으로 현대의학적 표준치료와 연계한 통합의학적 암치료의 중요성을 의사와 환자에게 직접 알리기 위해서 신문, 잡지 등에 정보를 기재하고, 1987년부터는 독일 종양학 저널Erfahrungsheilkunde의 편집장으로써 암환자에게 알 권리와 치료의 선택권을 주기 위해 활발한 활동을 전개하였다.

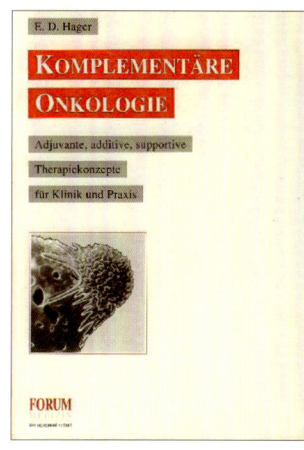 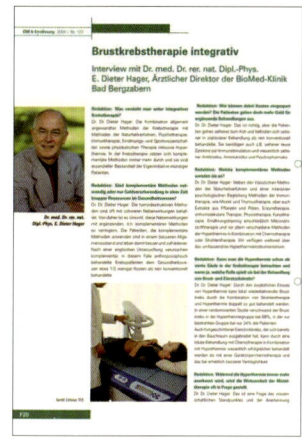 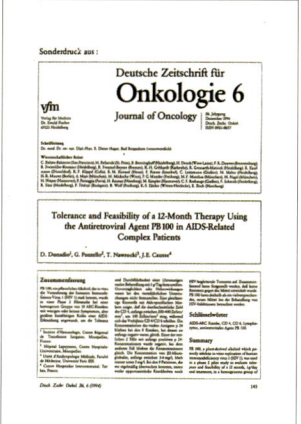

하거 박사가 집필하고 기고한 책과 저널지

또한 하거 박사는 온열치료가 2000년 전부터 암을 치료하는데 이용되었다는 것에 착안하여 온열치료에 관한 연구를 진행하고 치료 기기를 개발하는데 앞장섰다.

그는 독일에서 뇌에 온열요법을 실행한 첫 번째 의사였고, 2008년 방사선치료나 항암화학요법을 받고 있는 교모세포종 환자에게 온열치료와 병행하여 생존기간과 삶의 질을 높일 수 있다는 연구결과를 발표하기도 하였다. 그리고 시스테믹 온열치료Systemic Hyperthermia를 위한 온열치료기 개발과 임상에 공헌하여 오늘날 진행하고 있는 다양한 온열치료를 체계화시키는데 큰 역할을 하였다.

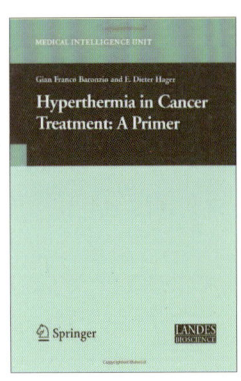
하거 박사가 집필한 '암치료에서의 온열요법'

하거 박사와의 만남은 나에게 암환우와의 아름다운 동행을 꿈꿀 수 있게 해주었다. 의사도 아니고 약사도 아닌 또 암전문가도 아닌 내가 암환우와 아름다운 동행을 꿈꿀 수 있는 것은 나의 스승이자 가족, 큰형님으로 역할을 해주었던 하거 박사가 있었기에 가능했다.

하거 박사는 나의 길을 인도해 준 등불이자 그의 철학과 정신을 계승하는 것이 나의 길이 되어버렸다. 내가 이 길을 걷게 된 것은 하거 박사와 운명적인 만남과 약속이 있기 때문에 가능했다.

2부

아름다운 동행
'희망의 씨앗을 심다'

1

한독생의학학회를 창립하다.

함께하면 우리는 강해진다. Together, we are stronger

독일은 제약의 왕국이면서 생약이 가장 발달한 나라이다.

이러한 배경에는 자연의학이 자리매김하고 있고, 세계적으로 자연의학이 허용되는 유일한 국가가 독일이다. 나는 의약분업 이후 자연의학에 기초를 둔 아로마 테라피를 약국에 제공하고자 한독생의학 아카데미를 설립하여 최옥병 박사와 함께 독일의 생물의학적 제제와 암환자의 영양치료에 대한 세미나를 전국적으로 진행하고 있었다. 그리고 국내의 의료진들과 함께 독일의 전문 클리닉들을 방문했던 것이, 하거 박사를 만날 수 있었던 기회가 되었다.

하거 박사에게 나는 그동안 우리들의 활동을 설명하였고, 하거 박사의 통합의학적 암치료를 국내 의약계에 접목하고 싶다는 의사를 전달하였다. 하거 박사는 "함께하면 우리는 강해진다Together, we are stronger"라는 친필 메시지를 통해 흔쾌히 수락해 주었다.

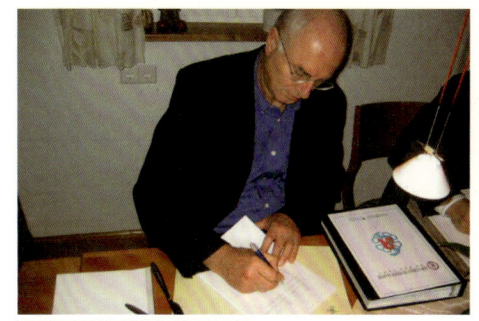
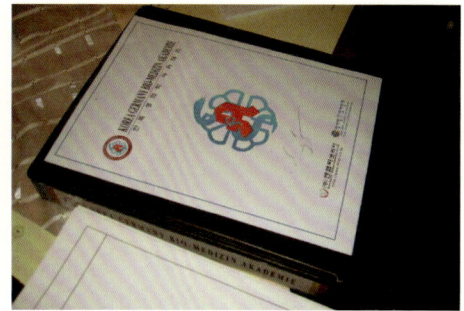
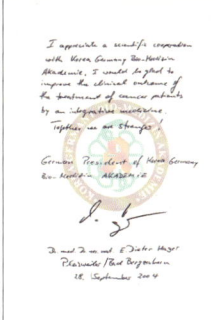

Together, we are stronger
함께하면 우리는 강해진다는 하거 박사의 메시지

독일의 통합의학적 암치료를 국내 의약계에 접목시키다.

하거 박사는 현대의학적 표준치료에 한계가 있음을 인지하였다. 그리고 그 한계를 극복하기 위해서 독일 생물의학적 암치료재단을 창립(1982년)하고, 임상적 데이터를 구축하기 위해서 비오메드 클리닉을 설립(1989년)하여 현대의학과 보완의학적 치료를 융합한 통합의학적 암치료 모델을 구축하였다.

한독생의학학회는 하거 박사의 통합의학적 암치료를 국내 의약계에 접목시키기 위해 창립되었다. 현대의학적 표준치료의 한계를 극복하기 위해 보완적이고 혁신적인 암치료를 접목시키기 위해 노력하였다. 2004년 창립된 한독생의학학회는 현재까지 암치료의 한계와 미래 통합의학적 암치료의 방향을 제시해주었으며, 하거 박사는 학회 창립의 취지와 목적은 면역을 활용한 '통합의학'이라는 것을 강조하였다.

하거 박사는 학회 창립의 목적을 다음과 같이 정리해 주었다.

Komplementäre und innovative Krebstherapie
- Perspektiven für eine integrative Medizin

"보완적이고 혁신적인 암치료- 통합의학에 대한 관점"

Dr. med. Dr. rer. nat. Dipl.-Phys. E. Dieter Hager

지난 50년간 놀라울 정도로 암치료 기술은 발전하였고, 4명 중 1명은 수술을 통해 완치되고 8명 중 1명은 방사선치료로 높은 치료 효과를 보고 있지만, 항암제 단독 치료만을 가지고는 20명 중 1명꼴로 매우 낮은 치료 효과를 보이고 있다.

지금까지 임상 통계를 볼 때 몇 가지 특정 암의 경우 항암화학요법으로 좋은 결과를 보이기는 하나 대부분의 암은 치료 효과가 미미하여 전체 중 4% 정도만이 항암화학요법에 효과를 보이고, 2년 이상 생명 연장이 나타나는 경우는 불과 3%에 불과하다.

항암화학요법으로 암 부위의 국소적 치료 효과 또는 통증 경감을 위한 임시방편적인 치료 효과에 의미를 둘 수 있으나 대부분의 환자들의 경우 몇 주에서 몇 달 정도의 생명 연장의 효과밖에 기대하기 어려운 실정이다.

항암화학요법의 임상적 효과는 유럽, 미국 같은 선진국들의 경우에도 암환자 사망률에 있어서 50년 전이나 지금이나 크게 다르지 않다. 하지만 항암화학요법 치료를 통한 환자의 심리, 정신, 육체적 부작용이 암환자들의 예후를 어렵게 만들고, 특히 말기암 환자들의 경우 다소간의 생명 연장보다 삶의 질 향상이 더욱 절실히 필요하다는 것을 현대의학자들은 실감하게 된다.

따라서 환자의 전체적인 삶의 질을 고려할 수 있는 보완적이고 혁신적인 암치료 방법Complementary & Innovative Cancer Therapy이 어느 때보다 절실히 요구된다고 볼 수 있다. 이는 현대의학적 치료에 면역학적 치료, 분자교정의학적 치료, 물리적 치료, 영양학적 치료, 심리치료 등이 병행될 때 달성할 수 있다.

혁신적인 암치료를 통해 1차 치료 후 재발 또는 전이되는 것을 차단시키며 동시에 현대의학적 치료의 후유증과 부작용을 상당히 경감 시킬 수 있다. 이러한 병행 없이 현대의학적 암치료만 강구한다면 21세기 암치료 전문의들은 커다란 실수를 반복한다는 것을 명심해야 할 것이다.

재발과 전이를 억제하기 위해 특이적, 비특이적 면역치료가 적용되어야 하고 때로는 선택적 백신 혹은 수지상 세포를 이용하거나 흉선 제제, 효소 제제, 펩타이드 제제 등을 적절히 활용해 암환자 생리 기능을 전환 시킬 수 있도록 해야 할 것이다. 또한 온열치료Hyperthermia를 통해 현대의학적 암치료 효과를 극대화하여 환자의 삶의 질 향상과 생명 연장에 기여할 수 있도록 노력해야 할 것이다.

분자교정의학적 치료Orthomolecular Medicine와 영양학적 치료는 반드시 병행되어야 한다. 향후 새로운 암치료 방법은 분자생물학적 차원에서 미미한 차이인 암세포와 정상세포를 인식할 수 있는 새로운 약물들이 개발되거나 암세포에만 코팅 될 수 있는 새로운 항체 개발이 될 것이다.

◆ 본 학회 심포지엄에서 다루게 될 테마는
- 암치료의 역사 및 현황
- 면역학적 암치료
- 효소를 이용한 암치료
- 재분화 암치료
- 분자교정의학적 암치료
- 온열치료

- 심리학적 암치료
- 혁신적인 암치료
- 물리학적 암치료
- 영양학적 암치료

[하거 박사의 한독생의학학회 창립 목적과 취지 발표]

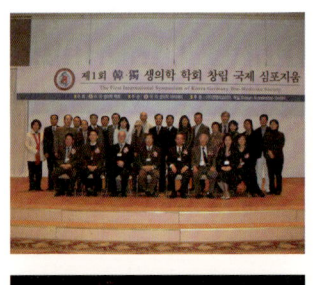
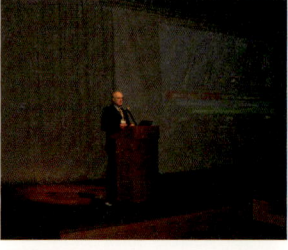
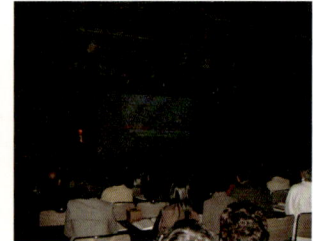
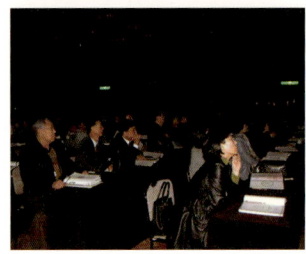
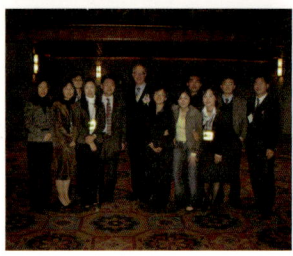

제1회 한독생의학학회 창립 국제심포지엄

암환우와 아름다운 동행을 위한 큰 형님이 되어주다.

2004년 한독생의학학회 창립 국제심포지엄은 당시 우리에게 과분한 행사였다.

당시 회사의 사정은 매우 어려웠다. 독일의 통합의학적 암치료 프로그램의 핵심 물질인 셀레나제를 국내 식품의약품안전처KFDA에 등록하기 위해 수년간 노력했음에도 불구하고 등록되지 못한 상황이었고, 의약분업 이후 약국들의 무관심 속에 아로마 테라피 제품들은 판매가 부진했었다.

그러나 하거 박사를 국내에 초청하여 한독생의학회를 창립하고, 통합암치료를 국내 의약계에 접목시켜야겠다는 '의지'와 '신념'만으로 강행하였다. 지인의 도움으로 우리는 호텔 신라를 심포지엄 장소로 지정하였지만 행사를 진행할 수 있는 비용이 넉넉하지 못했다.

성대하게 심포지엄을 개최하던 기존의 제약사들과 달리 인간적이고 현실적인 우리의 있는 그대로를 보여주는 것이 좋을 것이라 생각했다. 그래서 하거 박사를 고급 호텔에 모시는 것 대신에 전남 고흥 소록도 옆에 위치한 금산이라는 섬에 그를 초청하였다. 우리는 한국의 아름다움과 정성이 가득 찬 '한국의 맛'과 '한국의 멋'이 가득한 곳에서, 가족으로 함께 할 수 있는 시간을 보냈다. 그리고 심포지엄이 끝난 후, 가장 한국의 평범한 생활을 볼 수 있는 노래방과 장충동 왕족발 집에서 소주 한 잔을 하며, 우리는 미래를 설계하였다.

이렇게 우리는 가족이 되었다.

하거 박사는 독일에서 저명한 의사이고 학자였지만 우리에게는 믿고 의지할 수 있는 큰 형님이 되어주셨다. 암환우와 아름다운 동행을 위해 우리는 함께 강해질 수 있었다.

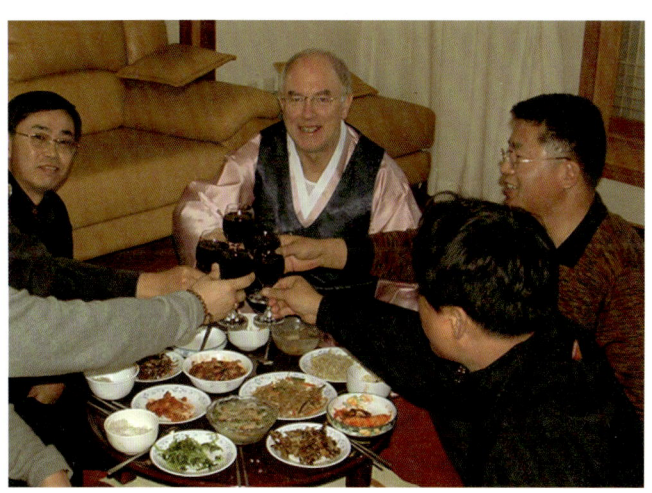
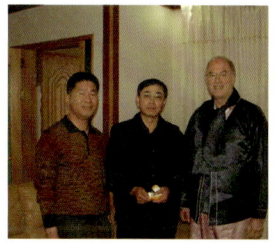
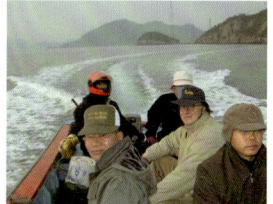

2

한독생의학학회
교류와 협력을 하다.

2004년 한독생의학학회 창립으로 국내에 접목된 통합의학적 암치료 프로그램은 많은 암 전문가들의 주목을 받았다. 당시 현대의학적 암치료와 대체의학적 암치료의 개념만이 존재하던 국내 의약계에 현대의학적 암치료와 병행하는 통합의학적 암치료는 획기적인 개념이었던 것이다.

1) 2005년, 국내 언론매체에 의해 소개된 '독일의 의료현장을 가다'

"암환자가 얼마나 오래 살지, 언제 죽을지는 아무도 말할 수 없습니다. 그것은 신 만이 아는 것입니다. 의사도 환자도 그것을 모릅니다.

따라서 우리는 환자를 치료할 때 그 치료 기간이 길어지던지, 짧아지든지 간에 환자가 좋은 상태로 있어야 한다는 것입니다. 생존기간과 관계없이 삶의 질이 좋아야 한다는 것입니다. 심리적, 생리적인 상태를 좋게 유지한다면 몇 달이고 몇 년이고 살 수 있습니다.

그것이 우리가 이 땅에 의사로 살아가는 이유입니다."

- 하거 박사의 YTN 인터뷰 중

하거 박사가 실행하고 있는 통합의학적 암치료 프로그램을 국내 의약계에 접목시키기 위해서 독일의 의료현장을 직접 보여주고 싶었다. 그래서 하거 박사가 설립한 비오메드 클리닉을 국내 언론사와 함께 기획특집으로 제작하여, 치료 과정을 생생하게 영상에 담아 방영하였다. 하거 박사의 암환우와 아름다운 동행이 국내 의약계에 전달되었고, 많은 암환우들에게 용기와 희망을 주는 계기가 되었다.

그리고 이를 실천하기 위해 우리는 국제심포지엄을 진행하였다.

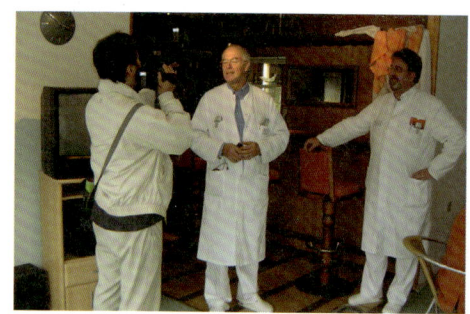 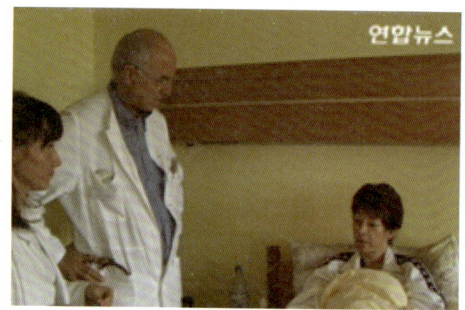

YTN 동영상 촬영모습과 실제로 방송되고 있는 화면

2) 2005년, 한국과학기술원KAIST 국제심포지엄

2005년 한독생의학학회 국제심포지엄은 국내 최초 의료진과 암환자가 함께 하는 심포지엄으로 진행되었다. 국립 암센터, 삼성 암센터, 아산 암센터, 아주대학교 암 센터와 국내 유방암 환우 자조모임 연합회(서울, 대전, 부산, 광주, 전북)와 함께 하였다.

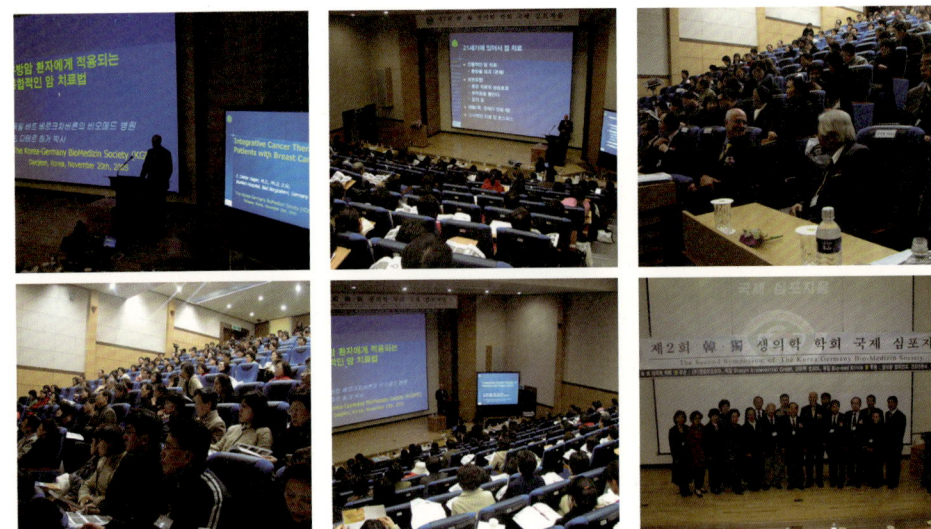

　이 심포지엄을 통해 '암치료의 핵심은 의사와 환자의 소통'이라는 것을 국내 의약계에 전달하였다.
　의사 중심의 암치료 환경에서 벗어나 환자와 의사가 함께 소통을 통해서 암을 치료해야 된다는 것을 소개한 중요한 심포지엄이었다.

3) 2006년, 독일 의료현장에 국내 의료 전문가 초청받다.

　하거 박사는 국내 의료진 30여 명을 초청하여 자신이 운영하는 비오메드 클리닉의 운영방법과 독일의 통합의학적 암치료 현장을 직접 보여주었고 암치료에서 가장 중요한 것은 '환자 중심의 치료'가 되어야 한다는 것을 강조하였다. 비오메드 클리닉이 단순히 암을 치료하는 병원이 아니라 환자의 심리·정신까지도 고려하여 암환자의 생명 연장과 삶의 질을 높일 수 있는 병원임을 보여 주었다.

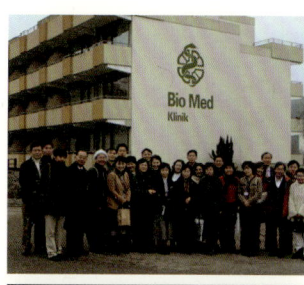
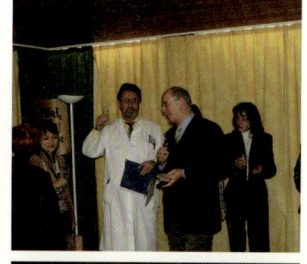
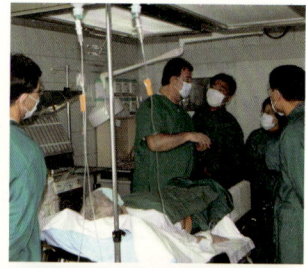
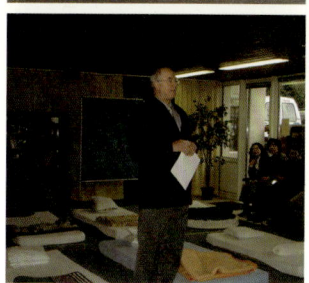
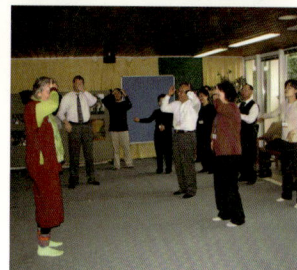
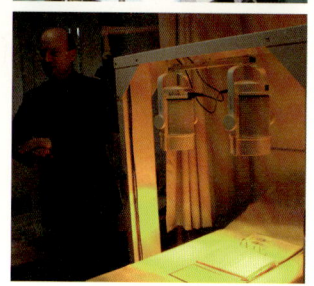

4) 2007년, 서울대학교 보완대체의학 심포지엄에 초청받다.

2007년 서울대학교 서영준 교수의 초청으로 하거 박사와 스톨 박사의 한국 방문이 결정되었다.

'국내외 암 대체요법의 현황과 통합의학적 암치료의 실제'라는 주제로 진행된 심포지엄에서 국내 의료진들에게 통합의학적 암치료 프로그램과 통합의학적 암치료의 기본 제제인 셀레나제의 개념과 임상적 효과에 대해 소개하였다. 그리고 삼성의료원 등의 암 센터와 국내 최초 암 요양병원을 시행한 에덴요양병원을 방문하여 한국의 암치료 현장을 보며 앞으로 우리가 나아가야 할 방향을 설정하였다.

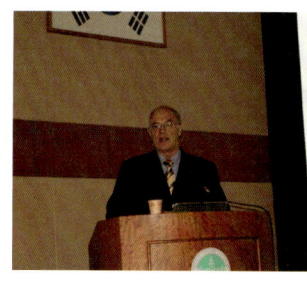
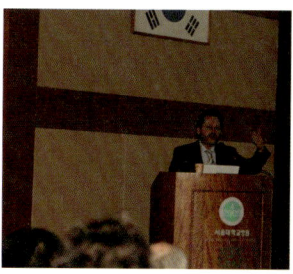
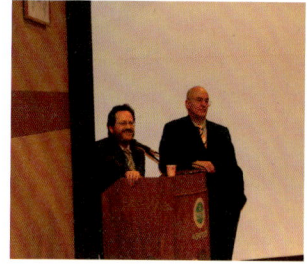

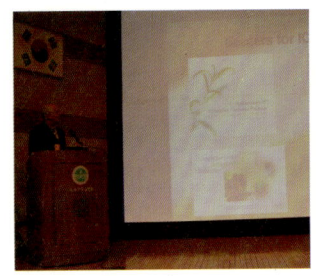 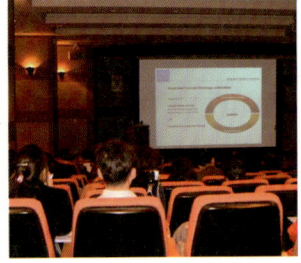 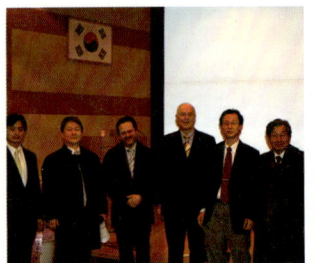

5) 암환우와 아름다운 동행을 위한 네트워크를 구상하다.

하거 박사는 통합의학적 암치료의 경험을 토대로 '치료의 주체가 의사가 아닌 환자 중심의 시스템'을 구축하기 위해서 비오메드 클리닉 네트워크를 구상 중이었다. 그리고 그것을 추진하기 위한 병원 모델과 운영 체계의 구상을 통해 암환우와의 아름다운 동행을 준비하고 있었다.

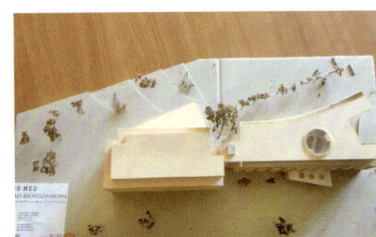 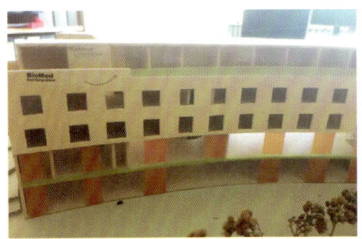

하거 박사와 비오메드 인터네셔널 구축을 위해 협약하였고, 비오메드 인터네셔널 모형도

6) 비오메드 20주년 행사에 참여한 많은 분들에게 감사의 글을 남기다.

사랑하는 방문객, 환자들 그리고 나의 동료 여러분, 바트베르크차베른Bad Bergzabern[17]의 비오메드 클리닉 20주년을 맞이하여 여러분 모두를 진심으로 환

---

17 바트베르크차베른은 독일 라인란트팔츠주 남부 쥐틀리셰바인슈트라세 지구에 속한 온천 도시다

영합니다.

비오메드 클리닉은 통합적인 암치료 전문 병원입니다.

통합적인 암치료라는 개념은 암환자의 삶의 질 향상과 수명 연장을 목표로 반응률은 향상시키고 암세포 파괴 치료법의 부작용은 줄일 수 있도록 기존의 치료 방식과 보완 혹은 대체요법을 결합한 것을 말합니다.

1989년 9월 비오메드 클리닉은 암환자의 치료를 위해 그 문을 열었습니다. **치료는 화학요법, 호르몬요법, 통증치료와 같은 기존의 치료 방법과 더불어 면역요법, 온열치료, 심리치료, 물리치료, 운동, 영양 또 영양보조수단 등의 특별한 방법과 자연치유로 대표되는 대체요법에 중점을 두고 있습니다.** 비오메드 클리닉은 암환자를 통합적인 방식으로 다루면서 동시에 공보험과 사보험의 혜택을 받을 수 있는 몇 안 되는 암치료 전문 병원 중 하나입니다. 우리 병원은 독일에서뿐만 아니라 지난 20년간 호주, 미국에 이르기까지 20여 개의 국가들, 특히 유럽 인접 국가 출신 환자들이 치료를 받았습니다. 외국인 환자는 비오메드 국제 병원에서 담당하고 있습니다.

비오메드는 지난 20년간 온열치료법을 성공적으로 개발해왔습니다.

최초로 발열요법을 시작하여 인체 전체에 적용되는 고열치료와 단파를 이용한 국부 온열치료까지 그 방법을 점차 확대하였습니다. 대표적인 예로 복부나 늑막암, 재발한 방광암 부위를 집중적으로 가열하거나 장기에 관류액을 투입하여 암 조직을 파괴하는 고주파절제술이 있습니다. 이 방법 중 몇몇은 본 병원에서, 또 다른 일부는 공동연구로 개발되었습니다. 비오메드 클리닉의 온열치료가 세계에서 가장 광범위한, 다양한 온열치료법을 시행할 수 있는 시설을 갖추고 있다고 해도 과언이 아닐 것입니다.

영양, 운동, 재활치료 및 아시아와 유럽의 긴장 이완운동의 특별한 형식은 유용한 심리치료 프로그램의 일부입니다. 또한, 물리치료는 통증치료나 림프부종 치료에 이용됩니다. 우리 병원에서는 의사와 치료사 외에 림프학자도 함께 교육을 받고 있습니다.

앞으로 암을 치료하고 경과 상태를 안정화하기 위해 다양한 운동 분야에서 활동을 늘리고 이른바 기능적인 영양 보조 수단을 도입하여 임상실험을 진행할 예정입니다.

비오메드 클리닉은 난소암 환자의 전이된 복막암 치료, 간 전이, 그리고 폐 전이에 대한 국부온열 요법 등 다양한 임상실험을 진행하여 국제 세미나에서 인정받았습니다. 임상관찰연구들에서 감마 리놀렌산이나 부탄산butanoic acid, 또한 면역 자극을 위한 탄산리튬 등 부작용을 줄이는 다양한 약제를 실험하고 평가하였습니다.

현재까지 총 2개의 박사학위 논문들이 진행되었고, 추가로 다른 논문들이 준비 중에 있습니다. **이 임상실험의 결과는 통합적인 치료법을 적용했던 환자들이 기존 방식대로 치료받은 환자와 비교했을 때 더 나은 삶의 질을 경험할 뿐만 아니라 생존시간이 더욱 길었다는 것을 보여주었습니다. 여기서 주목해야 할 것은 보완 치료법이 의료 제도 비용을 상승시키는 것이 아니라 오히려 전체 비용을 줄이고 있다는 점이 최근 연구를 통해 증명되었다는 것입니다.** 이 치료법들은 학계에서 집중적으로 연구하고 적용도 해야 합니다.

비오메드 클리닉의 직원 여러분께 특별히 감사의 인사말을 전합니다.

여러분이 없었다면 우리 병원의 성공적 역사와 보완적 암치료 프로그램의 개발은 불가능했을 것입니다. 저는 클리닉의 일원으로 이곳에서 두드러지게 나타나는 '우리'를 강조하는 문화가 자랑스럽습니다.

이번 행사가 잘 진행되길 바라면서 여러분 모두에게 항상 좋은 일이 가득하길 바랍니다.

비오메드 20주년을 기념한 뉴스레터 중 하거 박사의 감사의 글 발췌

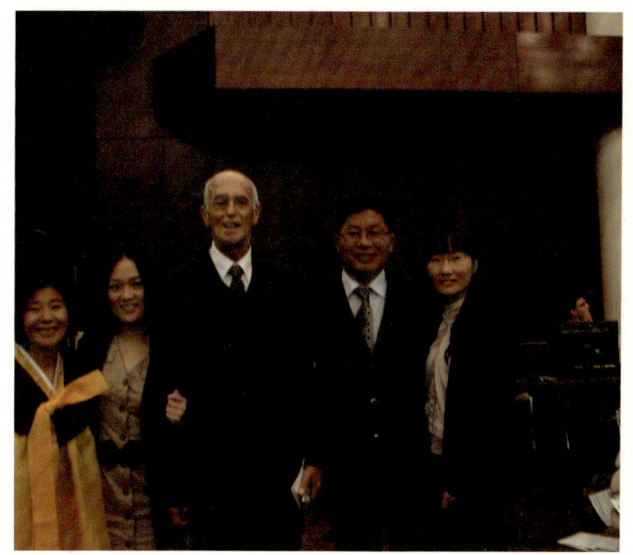
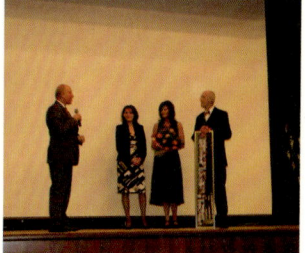
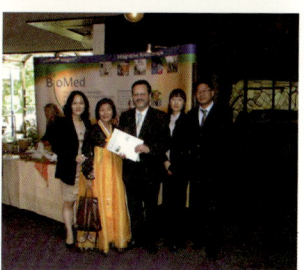

비오메드 클리닉 20주년 행사에 초대받았다.

하거 박사는 우리를 비오메드 20주년 기념행사에 초대했다. 당시 하거 박사는 희귀암으로 투병하고 있었고, 그 간의 암환자 치료 경험과 자신이 직접 암으로 투병하고 있는 경험을 통해서 암환자들에게 희망과 용기를 가질 수 있도록 마지막 메시지를 남겼다.

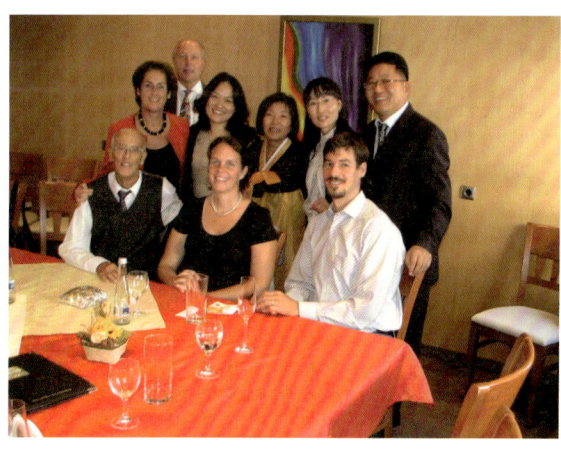

비오메드 클리닉 20주년 행사에서 하거박사의 가족모임에 초청받아 진정한 가족임을 확인하였다.

3

하거 박사의 철학과 정신을 계승하다.

하거 박사는 2009년 비오메드 클리닉 20주년을 기념하여 많은 암환우와 가족, 그리고 전문가들에게 감사의 글을 남기고 세상을 떠났다. 그는 독일 생물의학적 암치료재단과 비오메드 클리닉 그리고 세계온열학회 등의 활동으로 통합의학적 암치료의 발전을 이뤄냈고, 암환자의 삶의 질 향상을 위해 헌신한 위대한 선각자先覺者이자 선구자先驅者였다.

그와 함께 설립한 한독생의학학회를 통해서 암환자와의 아름다운 동행을 꿈꾸고 길을 개척하고 있었던 나는 하거 박사라는 이정표를 잃어버리면서 큰 어려움에 직면하게 되었다. 어떻게 극복해야 될까? 어떤 방법으로 그의 철학과 정신을 계승하고, 국내 의약계에 접목할 수 있을까? 암환자들의 삶의 질을 위해 무엇을 해야 될까? 답을 찾아야 했다.

답은 독일 비오신의 CEO인 슈티펠 박사Dr. rer. nat. Thomas Stiefel였다.

하거 박사가 처음 우리의 형님이 되어주셨을 당시, 슈티펠 박사에게 우리를 도와주라고 당부하셨던 장면들이 스쳐 지나갔다.

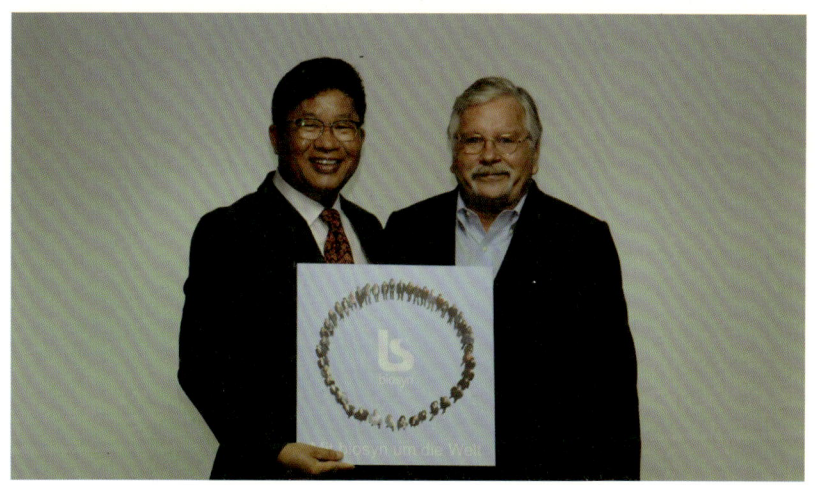

동행에 대한 메시지를 전달하는 슈티펠 박사

나는 슈티펠 박사에게 도움을 청하였다.

하거 박사의 철학과 정신을 계승할 수 있도록 도와달라고 말이다. 슈티펠 박사는 하거 박사와 함께했던 동료와 제자들이 우리와 함께 할 수 있도록 역할을 해주었다. 한독생의학학회는 다시 국제심포지엄과 독일 연수 프로그램을 진행할 수 있었고 앞으로 나아갈 수 있었다.

1) 2012년 국제심포지엄 조선대학교병원 의성관

하거 박사의 타계 후 중단되었던 심포지엄이 5년 만에 개최되었다.

종양학의 통합적인 개념IKO과 임상을 국내 의약계에 전달하였다. 다시 시작된 국제심포지엄에서는 '독일 통합 암치료 프로그램 현황과 임상적 사례'의 주제를 가지고 뮈케 박사Ph.D. Dr.med Ralph Mücke를 포함한 10명의 강연자들이 강연을 진행하였다.

독일의 리페 렘고 시립 병원의 뮈케 박사는 '독일 종양학 가이드라인에 관한 통합의학의 구현'이라는 주제로 셀레늄의 역할에 대해 강연하였는데 암환자 집중치료 시 셀레나제의 공급은 항암, 방사선 치료의 효과를 저해시키지 않고 설사, 림프부종 등 부작용 감소와 생명 연장에 효과적이었다고 강연하였다.

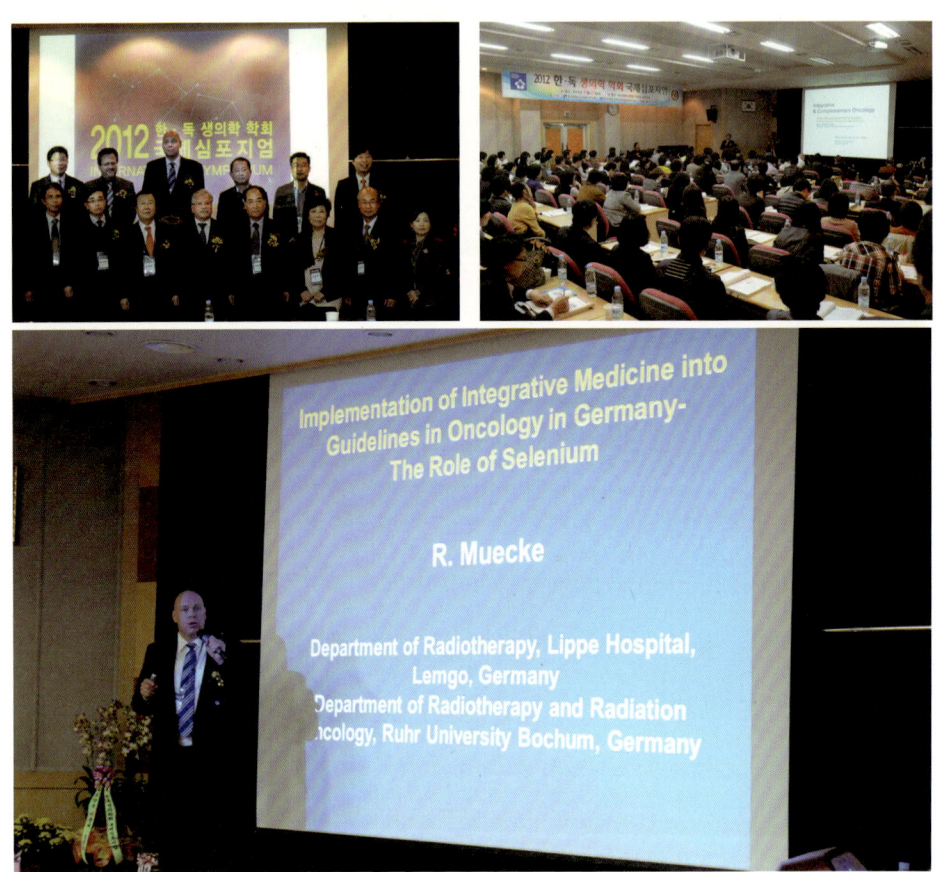

심포지엄에 참석한 강연자들과 심포지엄 강연모습, 그리고 뮈케 박사

2) 2014년 국제심포지엄 조선대학교병원 의성관

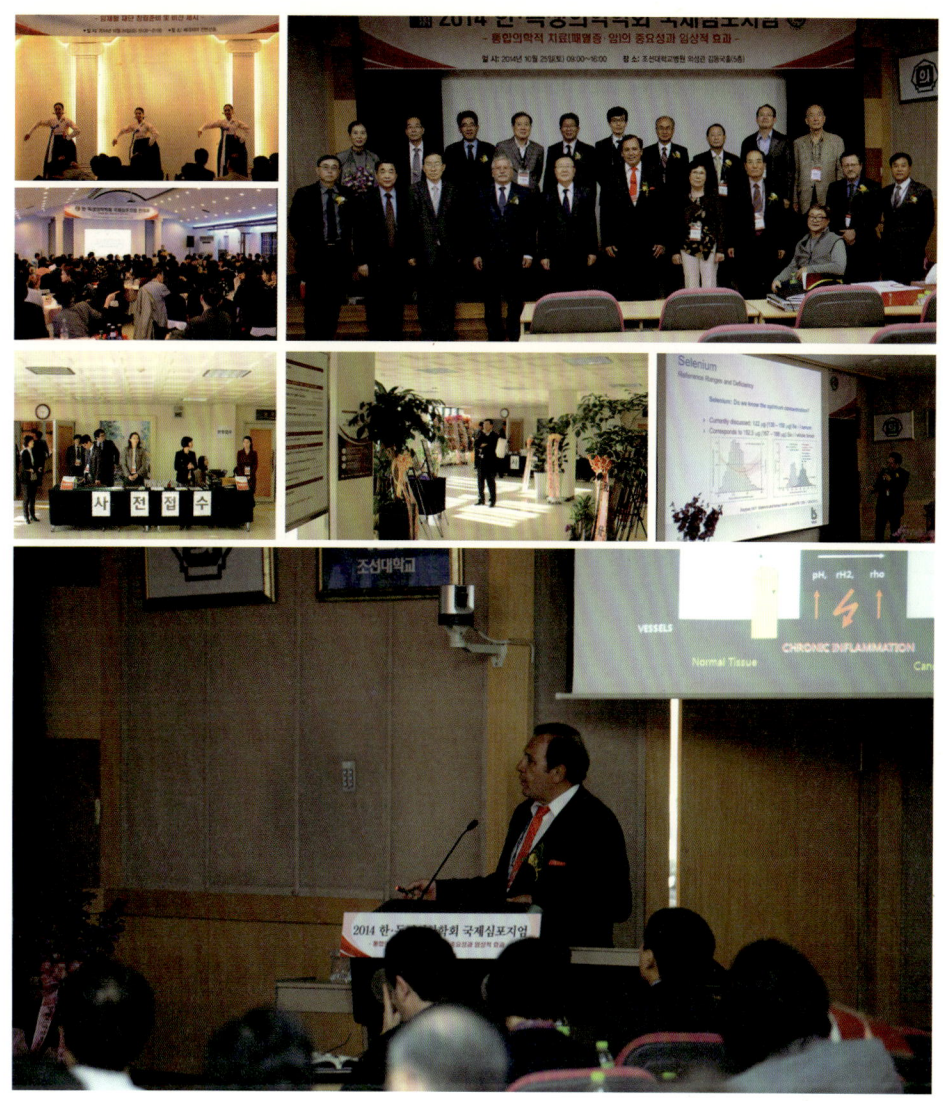

강연 중인 쾌스틀러 박사

그리고 2년 후, 우리는 국내에서 진행된 통합의학적 암치료의 사례 발표와 독일의 임상논문을 통해서 암환자의 생명 연장과 삶의 질을 높이는데 공감을 하는 심포지엄을 개최하였다.

'집중치료와 암치료의 통합의학적 접근 방법과 임상적 효과'라는 주제를 가지고 9명의 강연자들이 강연을 진행하였으며, 오스트리아 종양학회 회장인 쾌스틀러 박사MR Prof. Dr. Wolfgang Köstler M.D. hons. D.는 '종양학에서 보완요법'이라는 주제로 '암치료 는 최대한 개별화(표적) 되어야 하고 동시에 암의 공통분모(발효, 포도당 의존성, 만성염증, 스트레스, 만성 산성화, 세포 내 감염, 저하된 해독능력, 저하된 면역 방어 체제)에 집중해야 한다'고 하였다. 그리고 방광암, 신장암 등에서 진행된 셀레나제와 이뮤코텔의 병행치료에 대한 임상을 발표하였다.

3) 2015년 독일 암전문 클리닉 연수 프로그램

 독일의 암전문 클리닉들과 교류 협력을 진행하기 위해서 2015년 9월 국내 의료진과 독일 통합의학적 암치료 현장을 방문하는 연수를 통해 비오메드 클리닉BioMed Klinik, 바드트리슬 클리닉Klinik Bad Trissl, 유니폰티스 클리닉UNIFONTIS Klinik 등의 독일 통합 암전문 클리닉과 비오신 교육 프로그램을 진행하였다.

비오메드 클리닉 BioMed Klinik

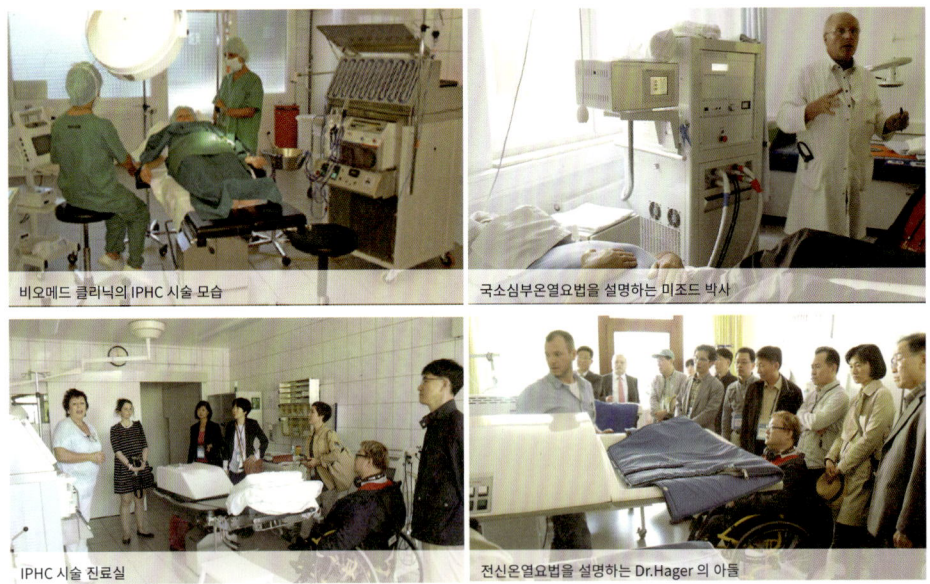

비오메드 클리닉의 IPHC 시술 모습 / 국소심부온열요법을 설명하는 미조드 박사
IPHC 시술 진료실 / 전신온열요법을 설명하는 Dr.Hager의 아들

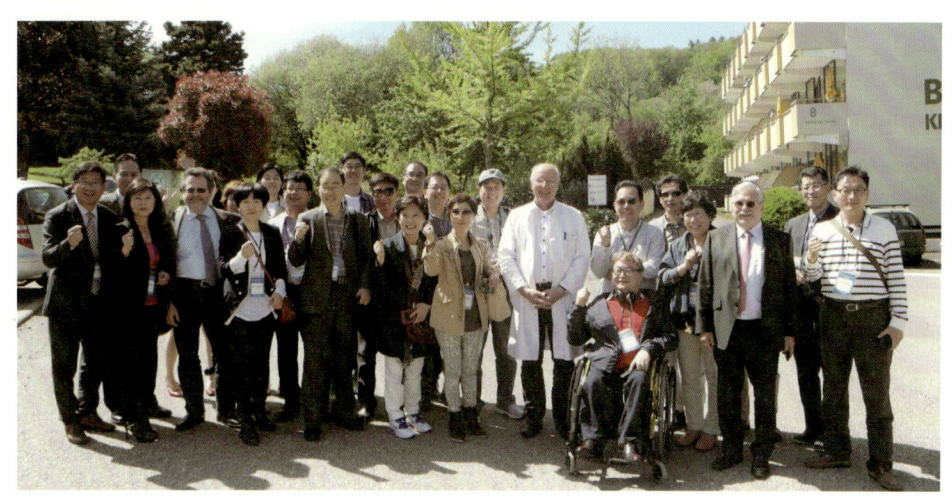

하거 박사가 설립한 독일 최초 암재활 전문 클리닉 중 한 곳인 비오메드 클리닉은 통합 종양학, 면역학, 온열치료 전문 클리닉으로 특히 시스테믹 온열치료Systemic Hyperthermia를 중심으로 항암 및 생물학적 제제를 효과적으로 활용하고 있는 병원이다.

바드트리슬 클리닉Klinik Bad Trissl

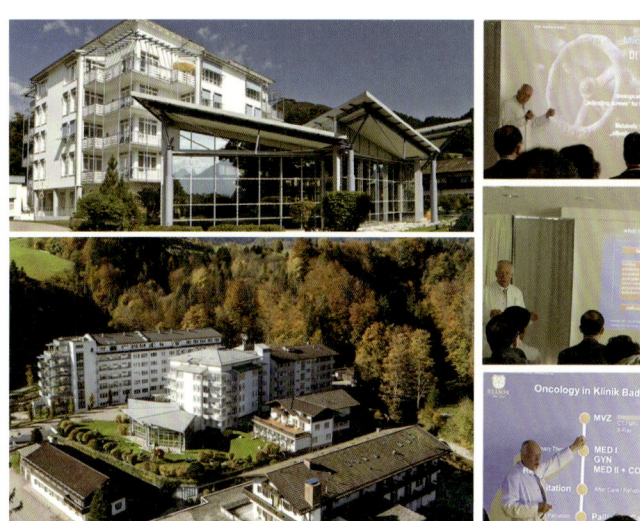

바드트리슬 클리닉 전경과 미량영양소의 중요성에 대해 설명하고 있는 홀츠하우어 박사

1968년 설립된 종양학 전문 클리닉으로 1977년 뮌헨 지역의 3개 대학과 공동으로 뮌헨 암센터를 설립하여 독일의 암치료 가이드라인을 평가하는 작업에 참여하는 병원이다.

홀츠하우어 박사Dr.med. Peter Holzhauer는 하거 박사의 동료이자 제자이며, 표준종양치료에 보완종양치료를 성공적으로 접목시킨 의사로 평가받는다. 특히 미량영양소 결핍(셀레늄, 비타민 D, L-카르니틴)을 해소하는 것에 특화된 클리닉이다.

유니폰티스 클리닉UNIFONTIS Klinik

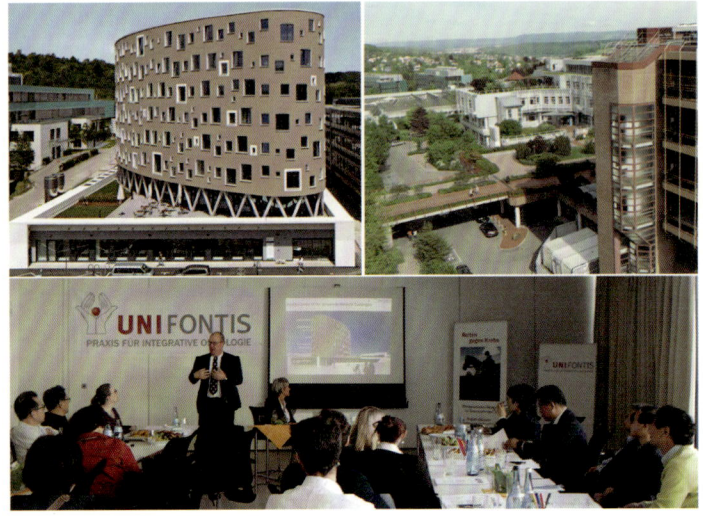

튀빙엔 대학병원의 전경과 유니폰티스 클리닉에 대해 설명 중인 드레브스 박사 (Dr.Joachim Drevs)

유니폰티스 클리닉은 독일의 튀빙겐 대학병원 단지 내 세워진 클리닉이다. 튀빙겐 대학병원의 미래 치료방향은 질병 치료에 환자의 건강증진을 돕는 전략들이 추가되어 유니폰티스 클리닉을 튀빙겐 대학병원 내로 받아들였다. 2021년 'Day 클리닉'을 오픈하고 입원실 없이 몇 개의 진료실을 갖춘 작은 클리닉이지만 튀빙겐 대학병원과 협력관계를 기반으로 수술, ICUIntensive Care Unit 등 대학병원과의 협진이 가능한 클리닉이다.

특히 유니폰티스 클리닉은 암환자의 정신력 강화를 위한 강아지, 말, 돌고래를 이용한 동물 매개체 치료, 산티아고 순례길 여행과 같은 프로젝트를 시범적으로 진행하고 있었다.

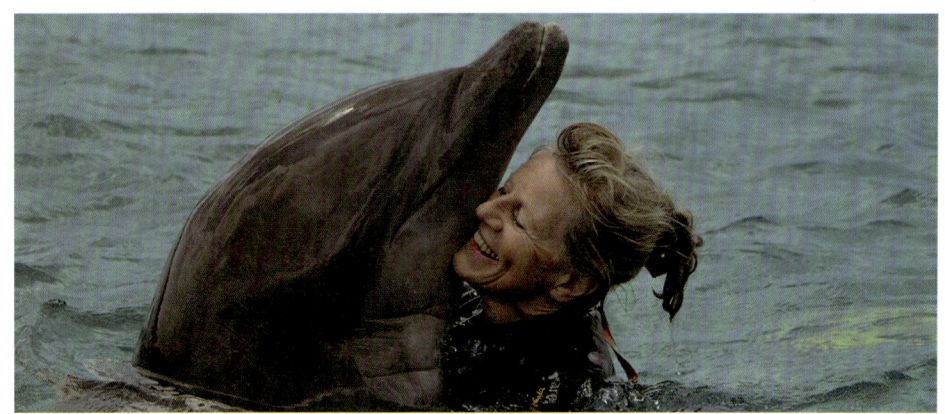

유니폰티스 클리닉의 동물매개 치료

유니폰티스 클리닉 환자의 50%는 외국에서 오는데 그 이유는 독일의 의료법이 '치료를 위한 노력Heilversuch'을 원칙으로 생명을 위협받는 질병을 가진 환자가 제도권 안에서 본인에 맞는 치료를 찾지 못한 경우 오프라벨[18] 약물을 사용할 수 있도록 승인하기 때문이다.

4) 2017년 독일 암전문 클리닉 연수 프로그램

2017년 진행된 독일 통합 암치료 클리닉의 연수는 특별한 것이었다.

Dr.Hager 기념병원을 설립하여, 올바른 운영을 위해 Dr.Hager 기념병원에 종사하는 의료진과 한국 내에서 통합 암치료병원을 운영하고 있는 의료진이 함께 참여한 독일 연수는 '독일 암전문 클리닉은 어떻게 운영되는가?'라는 주제로 진행되었다.

---

18 오프라벨이란 적합한 약이 없거나 촉각을 다투는 환자 치료를 위해 꼭 필요할 때 의료기관이 식약처가 허가한 의약품 용도(적응증) 외 목적으로 약을 처방하는 행위이다.

프레드리히 미조드 박사 Dr.Friedrich Migeod MD[19]

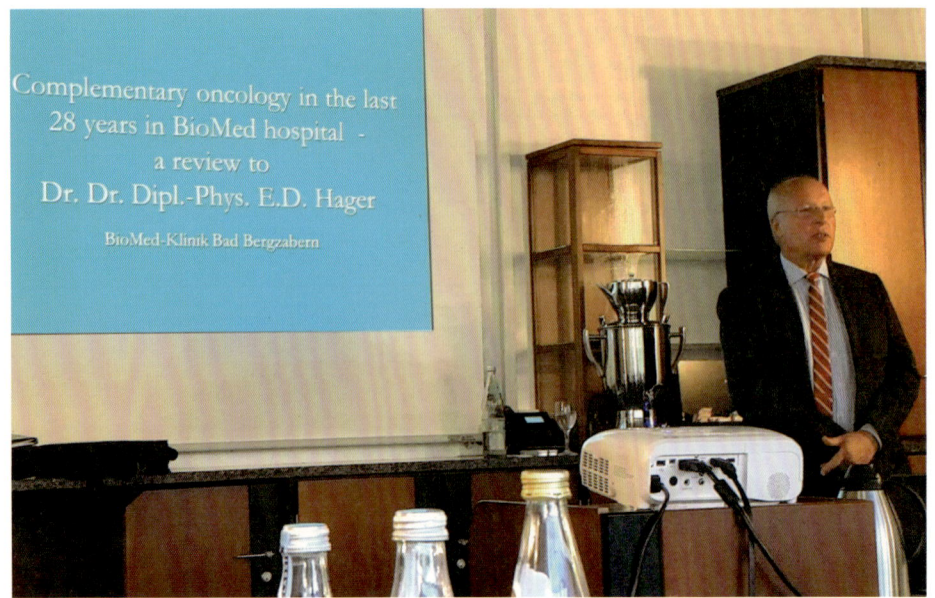

비오메드 클리닉 병원장, 프레드리히 미조드 박사(Dr. Friedrich Migeod MD)

비오메드 클리닉BioMed Klinik은 1989년 하거 박사Dr. Dieter Hager, 1947-2009가 설립한 통합 종양학, 면역학, 온열치료 전문병원으로 "환자의 전체적인 삶의 질을 고려하는 보완적이고 혁신적인 암치료는 현대의학적 치료에 병용되어야 한다"는 하거 박사의 치료 철학과 이념이 녹아 있는 병원이다.

하거 박사는 비오메드 클리닉을 통해 의사 중심이 아닌 환자 개개인의 특성에 맞는 맞춤 의료를 구현했다. 박사는 특히 체온이 면역에 미치는 영향을 중요시하여 다양한 시스템의 온열치료를 시도했고, 그 결과 비오메드 클리닉은 현재 총 7가지 온열치료 시스템을 갖추고 총 15개의 온열치료기로 연간 14,000례 이상의 온열치료를 실시하는 유럽 내 선두 온열치료 센터로 자리매김하였다.

---

19 존넨베르크 클리닉(종양학), 루드빅스부르크 클리닉(소화기 내과), 레버크루젠 종합병원(종양학) 전공의 수련 / 내과 전문의 취득/ 베라메드 클리닉 내과 병원장/ 바드잘추플렌 재활클리닉 병원장 / 비오메드 클리닉 병원장

	현대의학적 치료에 병용되어 하는 치료
	면역학적 치료 효소를 이용한 암치료 재분화Redifferentiation 치료 분자교정의학 온열치료 심리학적 암치료 물리학적 암치료 영양학적 암치료

	비오메드 클리닉의 진료
특징	주법State Law에 따라 공보험, 사보험 환자를 모두 받는 종양학 급성기 병원
주요 진료	표준종양치료 통합암치료 온열치료 중재치료 완화치료 생물학적 치료 자연치료물리, 심리, 통증치료

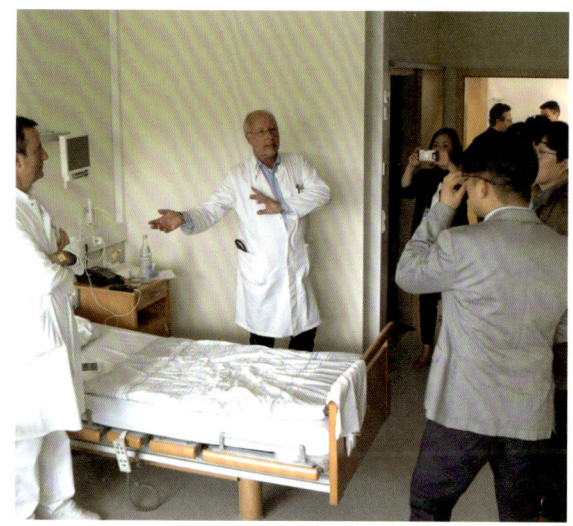

비오메드 클리닉의 완화치료를 설명하는 미조드 박사

비오메드 클리닉 완화 병동 2인실

비오메드 클리닉은 2016년 4월 진행성 암, 말기암 환자와 가족의 삶의 질 향상을 목표로 완화 병동을 개관하였다. 암환자뿐 아니라 뇌졸중 등 중증 질환자도 입원 자격이 있고 최대 3주간 입원할 수 있다. 비오메드 클리닉의 평균 입원 기간은 10~14일 완화 병동에서 가장 중요한 것은 환자의 심리적 안정이므로 의사, 간호사, 심리치료 전문가가 하나의 팀을 이루어 환자를 치료한다. 독일의 의료법에 의해 치료 계획서를 작성하여 주 1회, 1시간씩 모든 전문가들이 모여 환자에 대해 토론한다.

스테픈 바그너 박사 Dr.med. Steffen Wagner[20]

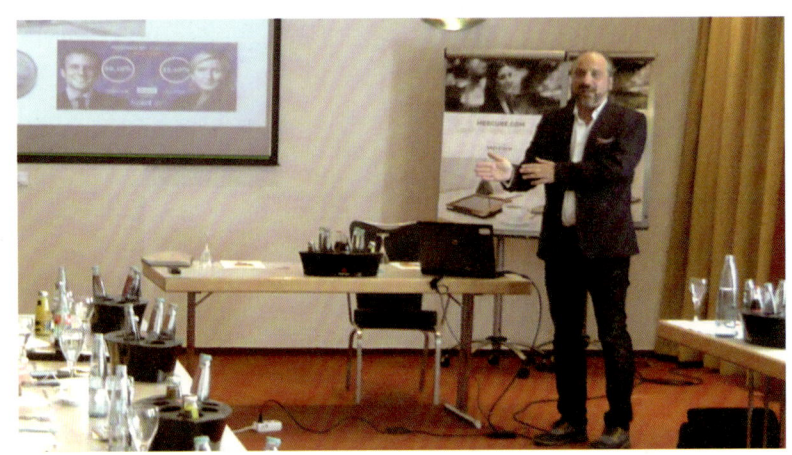

바그너 박사와 3명의 의사가 협진 하는 자르브뤼켄-웨스트 클리닉은 프랑스 국경 근처의 자르브뤼켄에 위치한 부인질환 전문병원으로 지역 내 카리스타스 종합병원 Caristasklinik St.Theresia 유방암 센터와 긴밀한 협력관계를 구축하여 특화된 유방

---

20 함부르크 대학병원, 카리스타스 종합병원 전공의 수련 / 산부인과 전문의 / 카리스타스 종합병원, 자르브뤼켄 종합병원 선임의사, · 카리스타스 종합병원 수술 전문의 / 부인과 병원 자르브뤼켄-웨스트 부인과 전문의 /부인과종양학연구회(AGO), 독일 종양학회(DKG) 위원, 독일 유방학회(DSG), NATUM 위원

암 진료 서비스를 제공하고 있다.

바그너 박사는 부인과 전문의, 외과의, 종양학자로서 주로 유방암 환자를 진료하며, 수술, 항암화학요법, 항체치료 등 일반적 치료뿐 아니라 보완의학적 치료법도 병행하고 있었다.

그는 독일 산부인과 학회 산하의 다학제 간 보완의학 연구협회Working Group인 NATUM의 위원으로 보완의학과 자연의학의 기반 근거를 마련하는 연구를 진행하고 있으며, 보완의학의 1차적 목적은 현대의학적 치료의 부작용 감소라고 강조하였다.

랄프 뮈케 박사 Ph.D. Dr.med Ralph Mücke[21]

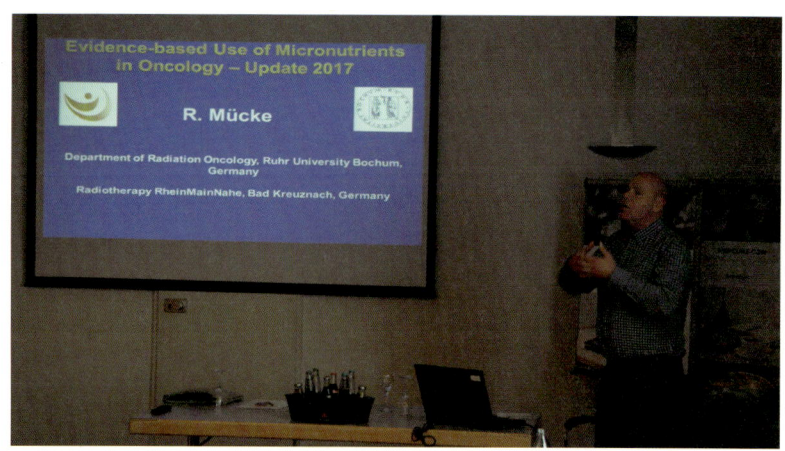

뮈케 박사Ph.D. Dr.med Ralph Mücke는 방사선 종양학자로서 미량영양소를 20년 동안 연구해오고 있다. 그는 1998년부터 셀레늄 연구를 시작하였으며, 2009년 방사

---

21 방사선 종양학자 / 2009 대한임상종양학회 춘계학술대회 「셀레늄 치료 - 종양학의 새로운 옵션」 초청강연, 2010 「부인과 방사선 종양학에서 셀레늄 보충과 관찰을 비교한 다기관 3상 임상시험」 발표. 2012 한·독생의학학회 국제심포지엄 「독일 내 통합의학의 종양학 지침으로의 구현- 셀레늄의 역할」 초청강연 / 라인마인 방사선치료 전문병원 / 독일 방사선 종양학회(DEGRO), 독일 종양학회(DKG), 미국 방사성 종양학회(ASTRO), 방사선 종양학의 미량원소 및 전해질 연구협회(ACTE), PRIO의 위원

선 종양학 분야에서 세계적으로 권위가 높은 International Journal of Radiation Oncology Biology Physics에「부인과 방사선 종양학에서 셀레늄 보충과 관찰을 비교한 다기관 3상 임상시험」을 등재하여 세계적 주목을 받았다.

또한 박사는 보완의학 연구 협회미량원소 및 전해질 연구협회ACTE, PRIO[22]의 연구위원으로 매년 미량영양소에 관련된 최신의 정보를 정리하여 암 학회와 환자들에게 알리는 역할을 하고 있다. 그가 위원으로 활동 중인 PRIO는 '독일 종양학회 산하의 예방 및 통합 종양학 연구협회'로 2007년 설립되었고 뮈케 박사는「S3 폐암 가이드라인」개발위원회 위원으로「전립선 센터」인증 위원회의 위원으로 활동 중이다.

독일의 종양학회와 학계에서는 암환자에게 가장 필요한 것으로 미량영양소, 비타민 D, 셀레늄을 꼽는다고 한다.

암환자들의 삶의 질을 개선하기 위해서는 미량영양소가 중요하며, 종양학에서 미량영양소가 필요한 또 다른 이유는 '치료로 인한 결핍'이라고 한다. 세포독성제(예. 시스플라틴, 파클리탁셀은 비타민 D 결핍 초래)는 미량영양소 불균형을 초래하기 때문에 많은 종양학자들은 미량영양소에 대한 지식을 갖추고, 결핍을 진단하고 보충하는 것이 중요하다고 설명하였다.

---

22 PRIO는 독일 S3 가이드라인의 개발, 갱신에 참여할 뿐 아니라 PRIO의 회원들은 독일 종양학회(DKG)의 위원회, 종양 및 장기센터 인증 위원회의 일원으로 활동하며 독일 종양학계에 영향력을 행사한다. 정보를 확산하는 가장 효과적인 방법은 영향력 있는 국제적 종양학 학술지에 논문을 등재하는 것인데 PRIO는 IF가 높은 학술지에 논문, 리뷰를 실음으로써 보완의학 관련 정보 확산에 앞장서고 있다.

피터 홀츠하우어 박사 Dr.med. Peter Holzhauer[23]

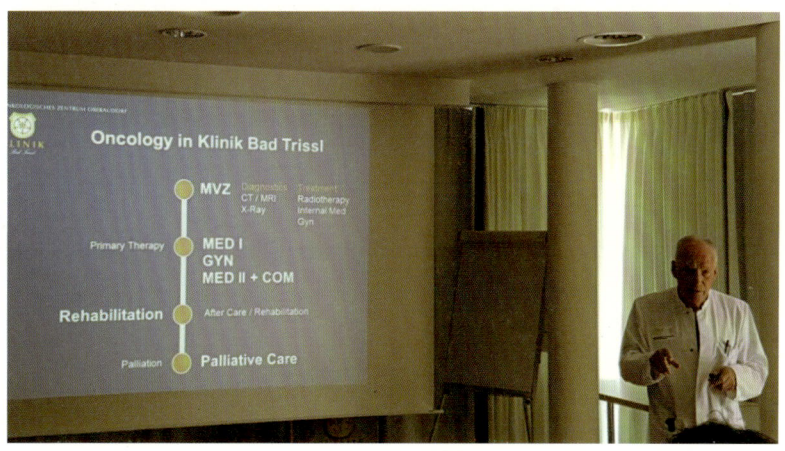

클리닉 바드트리슬은 오스트리아 국경 근처 독일 남부의 휴양도시인 오베라우도르프에 위치한 1968년 설립된 종양학 전문 병원이다. 수술을 제외한 항암화학요법, 방사선 치료와 같은 현대의학적 치료와 더불어 보완의학 분야의 치료들을 제공하고자 2011년 제2내과 종양학 및 보완의학 부서를 신설하여 홀츠하우어 박사가 부임하였다.

홀츠하우어 박사는 내과 전문의이자 자연의학 전문의로서 현대의학적 치료와 보완의학적 치료를 모두 처방할 수 있다. 그는 환자를 통합적으로 치료함으로써 좋은 성과를 내는 의사로 독일에서 손꼽히며 여러 암 재활병원에서 환자를 치료한 경험을 토대로 2010년에는 보완 종양학 체크리스트 Checkliste Komplementäre Onkologie라는 책을 발간했다.

특히 약리학의 대가로서 약물을 인체에 투여했을 때 그 약물이 일으키는 생체반

---

23 내과 및 자연요법 전문의 / 1991-2011.7 베라메드 클리닉 수석의사 및 병원장 /2011.8~ 클리닉 바드트리슬 제2내과(종양학 및 보완의학 부서) 과장 / 전문분야: 현대의학적 치료와 보완의학적 치료의 통합, 미량영양소 치료 / 연구 분야: 암환자의 피로증후군과 항암화학요법·방사선치료 부작용 관리

응을 정확히 알고 있다. 그 중에서도 세포독성제가 초래하는 미량영양소 결핍을 발견하고 보충하는 것을 중요하게 생각하며, 이를 통해 화학요법의 부작용을 감소시킬 뿐 아니라 화학요법의 작용을 상승시킬 수도 있다고 한다.

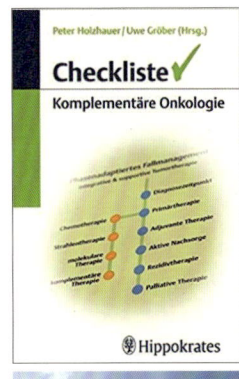

홀츠하우어 박사가 집필한
보완 종양학 체크리스트
(Checkliste Komplementäre Onkologie)

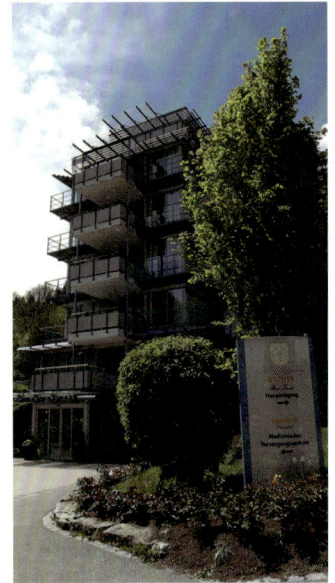
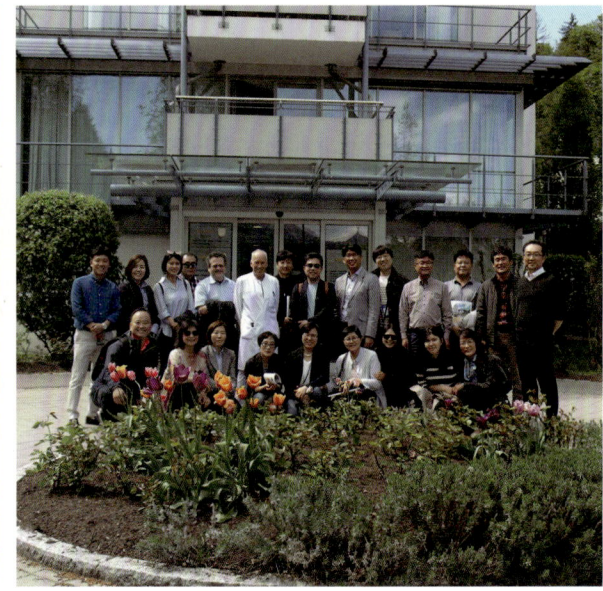

바드트리슬 클리닉 전경과 연수 참가자들의 단체 기념사진

3부

아름다운 동행
'희망의 열매를 맺다'

1

통합의학으로 하나 된 사람들.

1) 2017년 Dr.Hager 기념병원에서 국제심포지엄을 개최하다.

한독생의학학회는 독일의 통합의학적 암치료를 국내 의약계에 접목시키기 위해서 2004년 하거 박사와 함께 창립하였다. 학회는 지난 20년간 통합의학적 암치료의 기초를 세우고 암환우들과의 아름다운 동행을 위해 헌신하였다.

그리고 하거 박사의 철학과 정신을 계승하고 암환자의 삶의 질 향상을 위해 'Dr.Hager 기념병원'을 설립(2017년)하였다. Dr.Hager 기념병원의 설립을 위해 노력하고 함께 도와준 분들을 초청하여 2017년 국제심포지엄을 개최하였다.

나는 하거 박사가 생전에 주창하던 "함께하면 우리는 강해진다"를 실천하고 결실을 맺도록 노력해왔다.

Dr.Hager 기념병원을 돌아본 참석자들은 "많은 암환자들이 암이라는 질병에 의해서 절망에 빠지게 되는데 그들에게 희망을 줄 수 있는 병원이 되어줄 것을 기대한다"고 이야기했다. 또한 암환우들에게 "우리는 어떤 치료를 받아야 할까요?"라는 질문에 답을 할 수 있는 프로그램이 있어야 함을 강조하였다.

2017년 국제심포지엄은 암환우들에게 현대의학적 표준치료도 중요하지만 재발에 대한 두려움이 크기 때문에 진단 시기부터 집중치료를 거쳐 회복기 치료를 할 수 있는 전문 클리닉의 중요성에 대한 주제로 진행되었다.

그리고 Dr. Hager 기념병원이 설립될 수 있도록 물심양면으로 도와준 독일 비오신의 슈티펠 박사Dr. rer. nat. Thomas Stiefel를 비롯하여 스톨 박사Ph.D. Güenther Stoll, M. Sc., PD., 미조드 박사Dr.Friedrich Migeod MD, 홀츠하우어 박사Dr.med. Peter Holzhauer와 바그너 박사Dr.med. Steffen Wagner를 초청하여 "함께하면 우리는 강해진다Together, we are stronger"의 문구가 새겨진 감사패를 전달하였다.

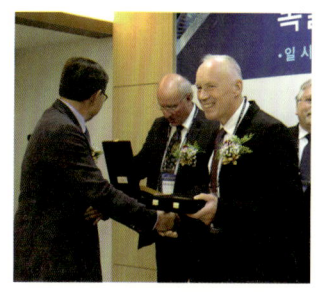 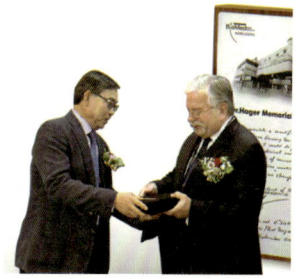 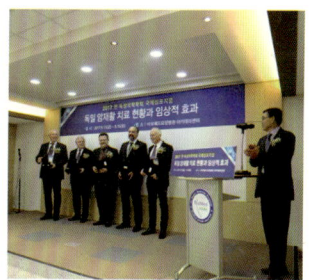

한국을 방문한 연사들에게 하거 박사의 이념과 정신을 계승하기 위한 노력에
감사하는 마음으로 "함께하면 우리는 강해진다"는 메시지가 담긴 감사패를 전달하였다.

심포지엄은 1박 2일의 일정으로 진행되었고 유방암 환자 자조모임 백일홍 합창단이 희망 메시지를 전달하면서 시작되었다.

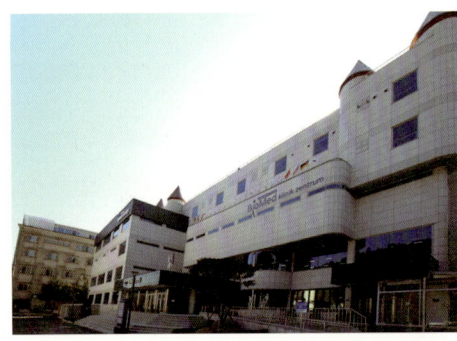
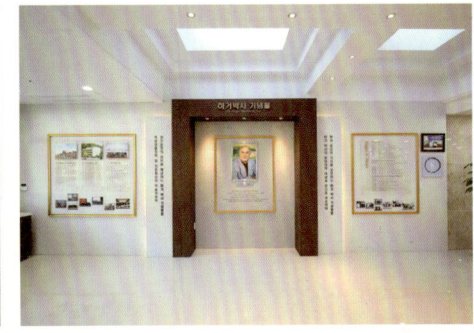
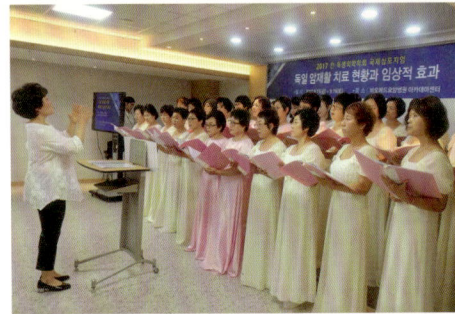
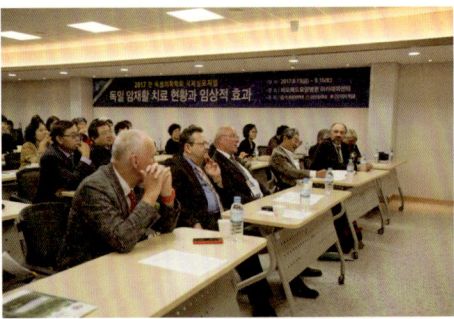
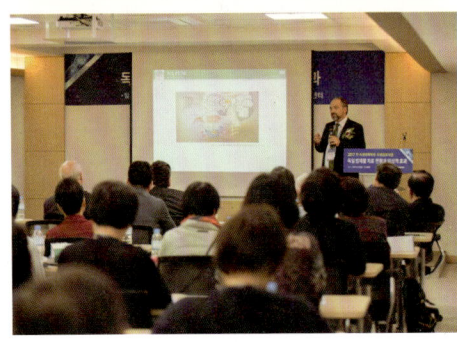
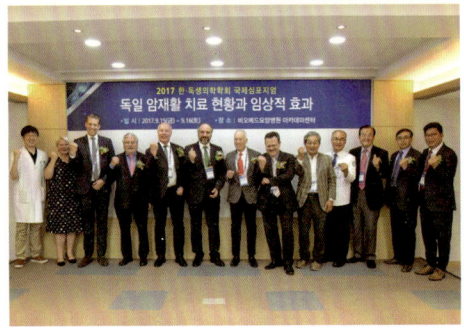

2017년 국제심포지엄의 주요 내용을 소개한다.

왜 암재활 전문 클리닉이 필요한가?
– 최옥병 박사[24]

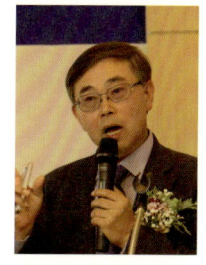

암 생존자는 급증하고 있다.

2000~2009년 말까지 생존 중인 암환자는 80만 명이고 이 가운데 절반49.7%은 60세 미만으로 경제활동 인구에 속하는 연령층이다. 따라서 치료뿐 아니라 치료 이후의 삶의 질과 사회복귀에 대해서 고민해야 한다.

암 재활이란

암으로 진단받은 시기부터 진단 단계, 집중치료 단계, 회복기 및 안정화 단계로 구분하여 시기별 기능 회복을 위한 맞춤치료를 진행해야 한다. 암재활은 치료 후 사회복귀를 위한 건강 및 삶의 질 개선을 목표로 포괄적이고 기능적인 치료를 시행할 수 있는 환자 맞춤형 치료 분야이다.

독일의 암재활 규정

1차 암치료(수술, 방사선·화학·호르몬 요법) 후 발생 가능한 모든 부작용과 수반 증상 해결을 위한 암재활 규정이 마련되어 있다. 규정에 따르면 1차 치료가 종료된 14일 이내에 재활 치료가 시행되는데 이를 AHB[1차 치료 직후 지속치료]라고 한다. AHB는 1차 치료 후 1년까지 신청 가능하며, 장애가 심할 경우 2년으로 연장된다. 외래, Day 클리닉, 입원 등이 가능하고 진단, 치료 경과 및 결과에 따라 치료 기간이 다른데 일

---

24 최옥병 박사
· 독일 Hohenheim대학 Biology & Biotechnology 학사 / ·독일 튀빙겐대학 Biology & Biotechnology 석,박사 / ·독일 하이델베르크 의과대학 국립 암 연구센터학술연구과정 수료 / ·독일 Freiburg 의과대학 종양면역학 연구소 전문연구과정 수료/ ·독일 BioMed 암 전문병원 암 면역학 연구과정 수료 / ·호서대학교 자연과학대학 교수, 생의학 연구소장
· 독일 암 재단 & 생물의학회 학술 회원/ ·독일 생물학적암치료재단 정회원 / ·한독생의학학회 총괄 학술 이사

반적으로 3주가 기본이며, 필요하다고 판단되면 연장된다. 치료에는 육체적, 신경·정신적, 심리적 치료가 포함되고 모든 비용은 독일 의료 요양 보험 공단에서 지불된다. 월수입 부족분에 대한 지원, 여행비, 가사도우미, 어린이 돌봄 지원 비용 등도 포함된다.

한국의 암재활 현황

환자들의 요구는 높지만 규정, 체계가 미비하여 일부 요양병원이 의학적으로 검증되지 않은 방법으로 환자를 관리하고 있어 비용뿐 아니라 사망 위험이 높아지고 있다. 암재활에 대한 정확한 이해와 이를 확산시키기 위한 전문가 집단의 구성이 필요하다.

또한 암재활전문 클리닉을 통해서 암환자의 정보와 알 권리를 제공하여 치료의 선택권이 보장되어야 한다.

암치료의 부작용 관리에 있어 미량영양소 치료의 효과

– 피터 홀츠하우어 박사[25]

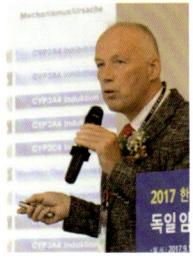

암환자에게 중요한 미량영양소

암환자에게 가장 빈번히 결핍되는 셀레늄, L-카르니틴, 비타민 D를 치료 기간 동

---

25 내과 및 자연요법 전문의· 1991-2011.7 베라메드 클리닉 수석의사 및 병원장/ 2011.8 -   클리닉 바드트리슬 종양학 및 보완의학 진료과장 / · 전문분야: 현대의학적 치료와 보완의학 치료의 통합, 미량원소 치료 / · 연구분야: 암환자의 피로증후군과 화학 요법/ 방사선치료 부작용 관리

안 보충하면 현대의학적 치료 효과를 상승시키면서 치료 부작용을 감소시킬 수 있고 암성 피로 증후군 개선에 도움이 된다.

셀레늄	면역반응을 조절하는 세포 발현에 필수적이기 때문에 면역요법, 표적치료, 면역관문억제제를 시행하는 환자는 셀레늄이 충분해야 한다. 또한 셀레늄은 손상된 DNA를 복구하고, 항염증 작용을 통해 설사, 피로와 같은 치료 부작용을 감소시킨다. 전혈 130-150 mcg/ℓ을 유지시키기 위해 혈액검사 결과에 따라 500-2000 mcg/day를 보충시켜야 한다.
L-카르니틴	에너지 ATP 생성에 필요한 긴사슬지방산(Long Chain Fatty Acid)을 미토콘드리아 내부로 운반하여 에너지 생산을 돕고, 대사 결과 부산물들을 미토콘드리아 밖으로 운반한다. 췌장암 환자의 튜머카켁시아 예방에 도움이 된다.
비타민 D	탁센, 타목시펜은 비타민 D를 결핍시켜 점막세포 및 피부 독성을 심화시킨다. 혈청 농도 40-80 mcg/ℓ를 유지하기 위해서는 2,000~4,000 IU/day 또는 20 mcg/ℓ미만의 결핍에는 20,000 IU/day을 보충해야 한다.

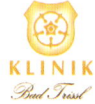

Take Home 권고

ONKOLOGISCHES ZENTRUM OBERAUDORF
KLINIK Bad Trissl

결핍을 깨닫고 감지하세요

전혈 셀레늄	130 – 150 µg/L
비타민 D (25-OH) 혈청	40 – 80 µg/L ng/ml
CRP – 염증, NFkappaB / mRNA 억제제, 싸이토카인 …	
BIA – 신체부위 측정	

결핍을 효과적으로 치료 deficiencies effectively

셀레늄은 아셀렌산나트륨으로	결과 수치에 따라 용량 조절
혈청 Vitamin D (25-OH)	2000 에서 4000 IE / d
CRP / IL 6 – 염증	항 염증
BIA – 측정	O-3-FA, TPE, PE

홀츠하우어 박사가 제안하는 치료 권고사항

한국, 독일 그리고 세계 시장에서의 셀레나제 미래 전망

– 토마스 슈티펠 박사[26]

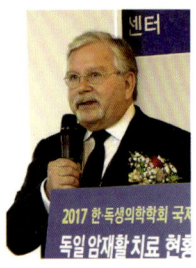

    셀레나제는 이론적 연구, 개발, 생산부터 시판 후 안전성까지 엄격한 품질관리를 거친다. 최신 약물 안전성 정기보고서2016에 의하면 5년간2011~2016 판매된 총 28,153,210 앰플, 3,477,672 바이알/10ml, 520,250 바이알/20ml, 31,294,680 정제와 비오신 또는 비오신 파트너에 보고된 3건의 이상사례의 비율을 검토한 결과, 안전성 문제에 관한 정보는 극히 드물었다. 이를 토대로 비오신은 셀레나제에 관한 안정성에 문제가 없다는 결론을 내렸다.

한국 시장에서의 오리지널 셀레나제와 제네릭 제품의 비교

구분	셀레나제	제네릭 제품
주성분	아셀렌산나트륨오수화물 $Na_2SeO_3 \cdot 5H_2O$ GMP 품질 생산국: 독일	아셀렌산나트륨오수화물 $Na_2SeO_3 \cdot 5H_2O$ GMP 품질? 생산국: 인도
완제품 생산	독일 GMP 생산시설	한국 GMP 생산시설
셀레늄 치료의 효과 연구	15년간 아셀렌산나트륨 사용 45가지 임상시험 발표30가지 시험에서 셀레나제 사용	없음

---

26 슈투트가르트 대학 생화학 학사 /·뮌헨 루드빅 막시밀리언 대학 생화학 석사 /·막스플랑크 연구소 생화학 박사/·막스플랑크 연구소 연구원/·1984 - 독일 비오신 CEO

향후 셀레늄 적응증에 관한 임상연구	① 캐나다와 독일에서 다국적 임상 연구 "심각한 심장 수술에서 고용량 셀레늄에 의한 위험 저하" 진행 중 ② 암환자에서의 고용량 셀레늄에 관한 기초 임상연구 ③ 면역회피 기전 조절 완화로 면역관문억제제의 반응률 증가에 관한 연구진행	없음
학술적인 소책자	실질적인 지식에 관련된 모든 셀레나제 적응증에 관한 책자 제공	없음
임상사용 그룹을 위한 학술 미팅	임상적으로 셀레늄을 사용하는 모든 그룹에게 교육 프로그램 제공	없음
셀레늄 사용에 관한 의료진 교육	의료진을 위한 맞춤 교육	없음
각 환자에 대한 학술적인 조언	셀레늄 치료와 관련된 질문에 대한 이메일, 전화 상담 제공	없음
가격	제네릭 제품 대비 비쌈	저렴

셀레늄의 소개와 연구 동향

– 정안식 교수[27]

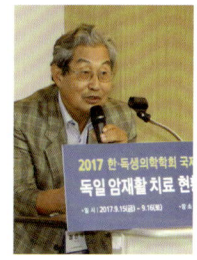

셀레늄 연구 200주년 심포지엄

2017년 8월 스웨덴 스톡홀름에서 진행된 셀레늄 발견 200주년을 기념하는 심포

---

27 건국대학교 축산학 졸업/ · British Columbia 대학 영양학 석사/ · Wisconsin-Madison 대학 영양생화학 박사/ · 한국과학기술원 교수/ · 現 MPWIZ 회사자문위원/ · 現 한국과학기술원 명예교수/ · 미국 암학회 정회원/ · 미국 생화학·분자 생물학회 정회원/ · 미국 Free Radical 학회 정회원

지엄에서는 환경, 의학, 분자생물학 등 다방면에서의 셀레늄 연구 동향이 발표되었다. 특히 셀레늄의 항종양 효과에 대한 특별 세션이 마련되었다.

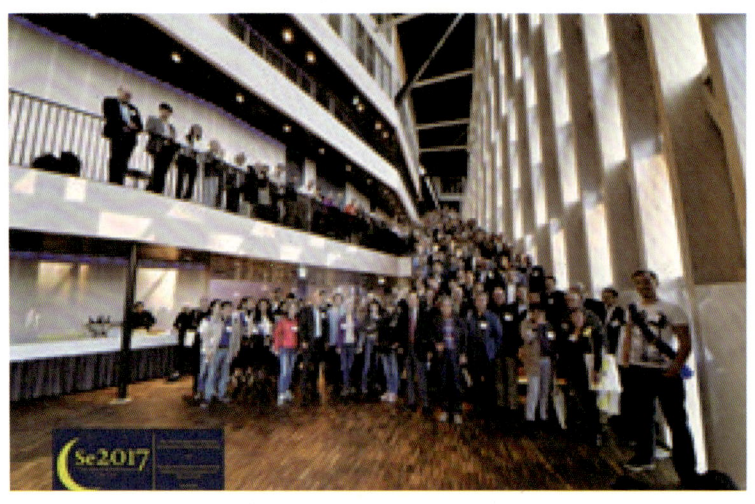

셀레늄 연구 200주년 심포지엄에서 발표된 셀레늄의 항종양 효과

○ 스웨덴 카롤린스카 연구진

진행성 암환자에 투여된 고용량 아셀렌산나트륨170cm, 70kg 성인 기준 910mcg ~ 23,300mcg/day은 큰 부작용이 없었고, 다수의 환자47%가 내성을 보였던 화학요법에 다시 반응했다.

○ 정안식 교수

전이성 흑색종 세포주 B16F10 처리된 메틸셀레놀은 인테그린integrin 발현을 감소시켜 전이 가능성을 억제했다.

암치료에 있어 온열치료의 임상적 효과

– 프레드리히 미조드 박사[28]

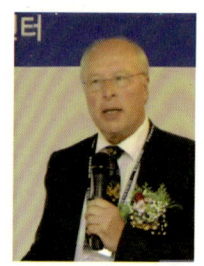

방사선치료와 병행된 온열치료의 효과.

재발을 억제한다	물 여과 적외선 A 표층온열요법(wIRA)는 표면에 종양이 국소적으로 있을 때 효과적이다. 유방암이 빈번히 재발되어 화학요법 및 방사선치료의 추가적인 치료 효과를 기대하기 어려운 환자에게, 저분할 방사선치료 주 1회 4Gy, 총 20Gy 후 5분 내에 물여과 적외선 A 표층 온열요법43도씨, 60분을 추가로 실시하여 완전 관해와 종양의 국소적 통제를 기대할 수 있었다(Notter et al.2016).
생존율 개선에 도움을 준다.	수술 불가능한 방광암, 자궁암, 직장암 환자의 골반 부위 방사선 치료와 함께 국소 심부 온열치료를 병행한 결과, 완전 관해율은 방사선 치료 단독시행군 39%, 온열치료 병행치료군 55%였고, 3년 전체 생존율도 온열치료 병행치료군이 51%로 방사선 치료 단독시행군의 27%보다 높았다(Jacoba et al.2000).

단독요법으로서의 온열치료의 효과.

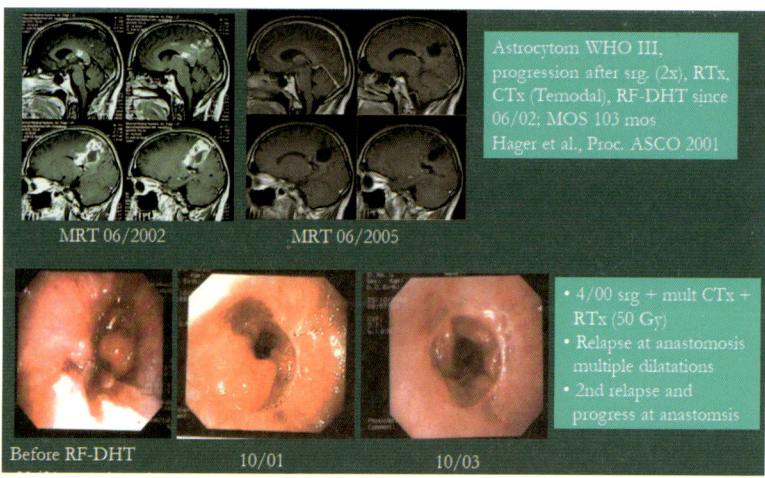

---

28 1981-1988 존넨베르크클리닉(종양학) 루드빅스부르크클리닉(소화기 내과) 레버크루젠종합병원(종양학) 전공의 수련 / · 1989 내과 전문의 취득 / · 1989 베라메드 클리닉 내과 병원장 / · 1998-1992 바드잘추플렌 재활클리닉 병원장 / · 2008 – 비오메드 클리닉 병원장

일부 암에서 단독 온열치료의 효과가 보고되었으나 여전히 논의가 진행 중이다. 그리고 두 번의 수술, 화학요법, 방사선치료를 받았으나 암이 진행된 성상세포종 WHO3기 환자에게 고주파 온열치료를 시행한 결과 종양이 대부분 사라지고 현재까지 생존하고 있다슬라이드 위. 또한 식도 문합 부분에 암이 재발하여 폐색이 발생한 식도암 환자에 단독 온열치료를 실시한 결과 스텐트 없이 음식물을 다시 삼킬 수 있게 되었다. 슬라이드 아래

온열치료를 통한 암환자의 면역반응과 자연살해세포 기능

- 최일봉 교수[29]

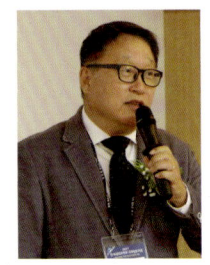

온열치료의 효과

- NK 세포의 암세포 살상률 증가
- 열충격단백질(HSP)를 생산하여 미성숙 수지상 세포와 세포 독성 T 세포 활성화
- T 세포와 NK 세포를 임파선으로 유도
- 암세포의 면역세포에 대한 민감성 향상

셀레늄의 효과

- T 세포 수용체를 통한 T 림프구 기능 활성화

---

29 가톨릭대학교 의과대학/· 가톨릭대학교 의과대학원/· 미국 미네소타의과대학 교환교수/· 가톨릭의과대학부속성모병원 교수 /· 가톨릭의과대학 방사선종양학교실 주임교수 /· 제주한라병원 방사선종양학과 과장 /· 2014 ~ 2018 아시아온열학회장/· 대한온열의학회 회장

· NK 세포 기능 활성화

· 대식세포·과립구 활성화

온열치료와 셀레늄 병용 증례보고

CASE 1.

- 유방암 환자, 항암제 치료 중
- 3회 온열치료와 셀레늄제제 병용 치료
- 자연살해 세포 면역능력 0.1 → 182.2

CASE 2.

- 유방암 환자, 표적치료제 치료 중
- 5회 온열치료와 셀레늄제제 병용 치료
- 자연살해 세포 면역능력 39.4 → 497.9

결론

· 항암화학요법을 온열치료와 병행할 경우 종양 내의 혈중농도를 증가시켜 치료 효과를 높인다. 따라서 적은 양의 약제 사용이 가능하므로 이에 따른 부작용 감소도 기대할 수 있다.

· 국소·전신 온열치료와 셀레늄 치료를 병행할 경우 상승작용을 기대할 수 있다.

셀레늄을 이용한 유방암 치료 사례
– 박성주 원장[30]

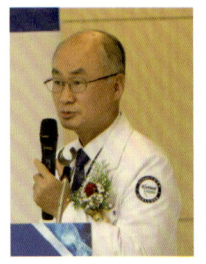

삼중음성 유방암 임상 증례(45세 여성)

2016년 6월 8일 유방암 3기, 종양 1.7㎝, 삼중음성, 겨드랑이 림프절 전이로 진단받았다. 수술이 불가능하여 화학요법을 2차까지 받고 보완학적 치료를 받고자 2016년 7월 내원하였다. 당시 손톱 색깔이 검게 변하고, 걸음을 잘못 걷고, 입안이 헐어 음식물 섭취가 어려운 상태였다.

보완학적 치료 내역

이 환자는 말초삽입중심정맥관PICC시술을 받아 주사가 수월하여 주 2회 셀레나제 2000mcg 주사에 추가로 매일 600mcg을 경구 복용하였다.

치료 경과.

2016년 12월 1일 시행된 수술에서 수술 소견이 좋았다.

▶ 병기 : 3기T1N2 → 0기 TisN0M0
▶ 림프절 전이 : 2.8 ㎝ → 1㎝ 미만
▶ 종양 크기: 1.7㎝ → 0.5mm 미만
   1/34 수준으로 작아짐
▶ Ki-67세포증식지수 : 60-70% → 5% 미만
▶ 종양억제유전자 p53 : 음성
▶ 상피세포 성장인자 수용체(EGFR): 음성
▶ 추가 항암 : 불필요

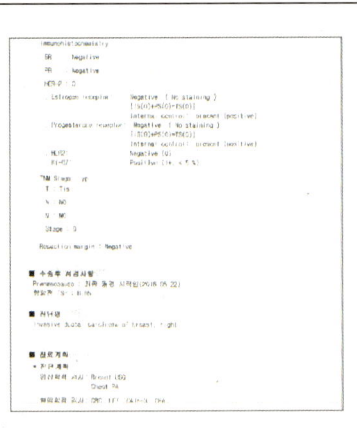

---

30 Bicol Christian College of medicine, M.D/· 에덴요양병원 천연치료 과장 /· 감인의료재단 청라백세요양병원 원장 /· 미국 Pacific Health Education Center 연수 /· 독일 하비히츠발트클리닉 암재활병원 연수 /· 비오메드요양병원 진료원장

고찰

본 증례에서 환자는 화학요법의 부작용이 심했으나 보완의학적 치료로 예정된 화학요법을 마치고 성공적으로 수술을 받았다. 중요한 것은 수술 후 병리소견에서 종양억제유전자 p53, CK5/6, EGFR 모두 음성 판정을 받은 것으로 보아 좋은 예후를 기대해 볼 수 있게 되었다는 점이다. 통합암치료를 통해 좋은 치료 성과를 거두었을 뿐 아니라 예후가 극적으로 바뀌었다.

유방암의 전이·재발과 림프부종 예방, 관리를 위한 통합의학적 암치료
– 스테픈 바그너 박사[31]

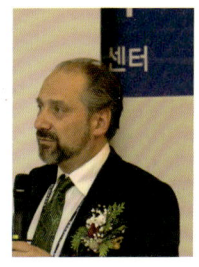

독일의 통합의학은 굉장히 널리 알려져 있다.

2005년의 연구결과 독일의 암환자들은 현대의학적 치료와 병행하기 위한 치료로 겨우살이 그리고 비타민, 미네랄, 셀레늄 같은 미량영양소, 동종요법, 암 식단, 침술을 고려하고 있다.

통합의학적 제제를 활용한 임상 사례

- 36살의 여성
- 1.9 cm, 삼중음성암으로 모유 수유하던 중 유방암 발생
- 매주 Nnb-파클리탁셀과 카보플라틴의 보조요법 목적의 항암치료를 진행, 삶의

---

31 1989-1995 독일 홈부르크 대학 / · 1995-2000 홈부르크 대학병원 카리스타 종합병원 전공의 수련 산부인과 전문의 취득/ 카리스타 종합병원 수술 전문의/ · 독일 자르브뤼켄-웨스트 부인과 병원 원장

질 저하, 피로, 조직학적 독성이 유발됨
- 1.89cm에서 1.3cm이었던 종양에 Nnb-파클리탁셀과 카보플라틴 조합의 항암 치료 시작
- 항암치료 전에 부작용을 완화시키고 항암 효과를 증가시키기 위한 목적으로 셀레나제를 투여, 항암치료 30분 전 1000mcg
- 비타민 D 수치 정상화 목적으로 비타민 D 투여
- 6주 후인 6사이클 후 MRI 촬영 결과 종양이 발견되지 않음.

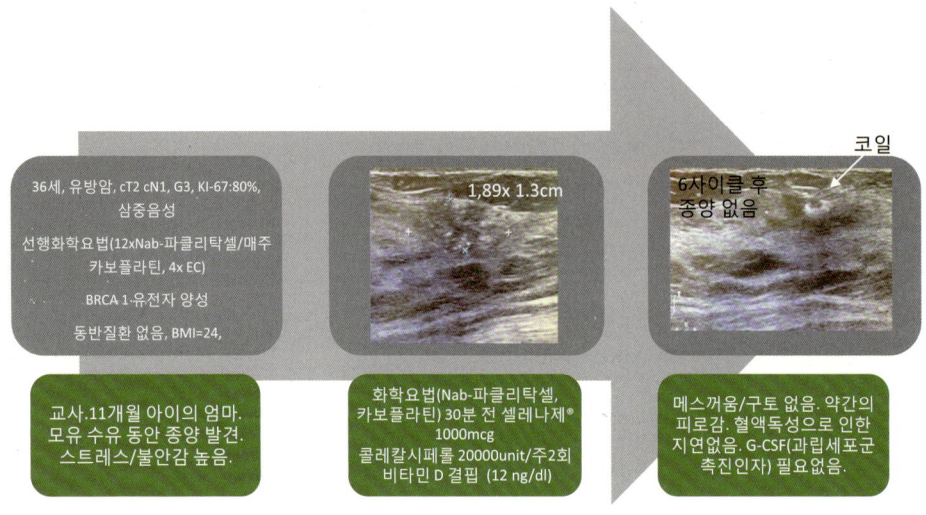

현대의학적 치료 효과를 상승시키고 암환자의 생존율 연장 그리고 삶의 질 향상을 위해서는 현대의학과 통합의학은 반드시 함께 병행되어야 한다.

유방암 치료에 있어 셀레늄의 임상적 효과
- 군터 스톨 박사[32]

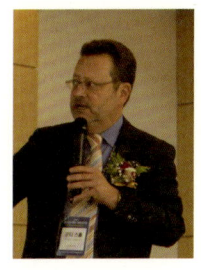

최신 치료인 면역관문억제제예. 이필리무맙**의 부작용.**

면역계를 활성화시켜 면역세포가 종양세포를 공격하도록 하는 면역관문억제제가 최근 관심을 받고 있지만 면역계 자극으로 인한 염증, 자가면역질환 등의 부작용 발생 위험이 높다.

가령 이필리무맙Ipilimumab은 발진, 가려움, 간독성, 설사, 대장염, 뇌하수체염을 초래할 수 있는데 이런 염증에는 **셀레늄 같은 항염증 물질 투여가 필요하다.**

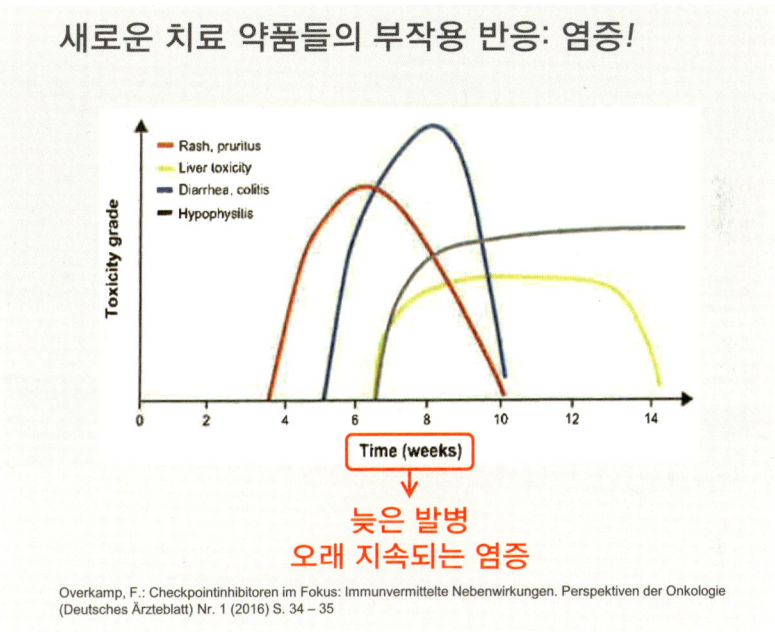

Overkamp, F.: Checkpointinhibitoren im Fokus: Immunvermittelte Nebenwirkungen. Perspektiven der Onkologie (Deutsches Ärzteblatt) Nr. 1 (2016) S. 34 – 35

---

32 슈투트가르트 대학 식물 생리학 학사 / · 에버하르트 카를 튀빙겐대 생유기화학 박사 / · 생명과학/의학 분야 저널 리스트와 편집자 / · 비오신 마케팅 및 약물 부작용 감시 책임자/ · 비오신 임상연구 책임자

셀레나제의 새로운 적응증

2016년 독일 의학학술지에 이필리무맙의 부작용으로 갑상선 항진증이 발생한 흑색종 환자의 증례 연구가 실렸다. 이런 환자에서 셀레나제는 두 가지 적응증을 갖는다.

첫째, 셀레나제는 면역계를 활성화시키기 때문에 면역세포가 암세포를 공격하는 것을 도와 면역관문억제제의 효과를 증진시킨다.

둘째, 셀레나제의 항염증 작용은 염증성 약물 부작용을 감소시킨다. 면역관문억제제와의 시너지 효과는 셀레나제의 새로운 적응증이 될 것이다.

여성암 환자 치료에서 셀레늄의 임상적 효과
- 김승조 교수[33]

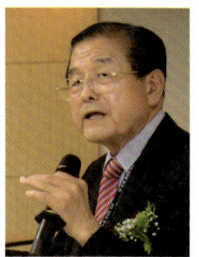

셀레늄 결핍은 면역계 및 항산화 시스템에 손상을 일으킨다.

암환자들에게 셀레늄의 투여는 암을 예방하는 데 작용을 할 뿐 아니라 치료의 부작용을 감소시킬 수 있다. 암환자에게 적합한 형태의 셀레늄은 아셀렌산나트륨 제제의 셀레나제이다.

연구 방법

분당 차병원 암센터의 136명의 여성암 87명의 자궁경부 병변이 발생한 여성과 초기 및 진

---

33 가톨릭대학교 의과대학 졸업/·가톨릭대학교 대학원 박사/·가톨릭대 의대 산부인과 부교수/ CHA의과대학 분당차병원 원장/·차병원 부인암종합 진료센터 소장/ CHA의과대학교 산부인과교실 주임교수/ CHA의과대학교 분당차병원 명예원장/ 現 상경여성암자연치료연구센터 원장/·대한산부인과학회 이사장 역임/·국제 융모상피암학회 회장 역임(ISSTD)/·제1회 차광열 의과학 학술대상 수상(2006)

행성 암환자 포함 환자에게 치료 전 혈중 셀레늄 레벨을 측정하고 셀레나제 경구제로 100~200 mcg/day 씩 매일 섭취 또는 셀레나제 주사제로 500~1000 mcg/day의 용량을 매주 투여하였다.

치료 단계/용량	용량	투여경로
진단 후 사전 재활	200 ~ 300 mcg/day	경구
집중치료		정맥주사
수술	수술 1-2시간 전, 1000~2000 mcg/day	정맥주사
방사선치료	방사선 조사 1-2시간 전, 1000~2000 mcg/day	정맥주사
항암화학요법	항암제 투여 1-2시간 전, 2000~3000 mcg/day	정맥주사
회복기	500~1000 mcg/day	정맥주사
다발성 장기 전이	3000~5000 mcg/day	정맥주사
다학제 치료 실패	5000~10200 mcg/day	정맥주사
암생존자 클리닉	500~1000 mcg/day초기 200~300 mcg/day후기	경구

치료 경과.

환자들의 치료 전 평균 혈청 셀레늄 레벨은 93.2 mcg/ml였고 치료 후 평균 레벨은 110.8 mcg/ml이었다. 항암화학요법 시 셀레늄을 보충한 환자들에게서 탈모증, 피로감은 낮게 발생되었고, 전체적인 컨디션 및 삶의 질QoL은 높게 나타났다.[34]

2) 2019년 국제심포지엄

하거 박사가 평생을 암환자의 삶의 질 향상을 위해 노력하고 동행했듯이 한독생의학학회도 그의 철학과 정신을 계승하여 아름다운 동행을 지속하고 있다. Dr. Hager 기념병원 개원 이래 암환자의 삶의 질 향상과 생명연장에 관련된 많은 임상사례들이 발표되었다. 현대의학적 표준치료의 한계를 벗어나 진단 단계에서부터 말기암 환자들에게 적용되는 통합의학적 암치료는 많은 암환자들에게 희망과 용기를 불러일으켰다.

이러한 사례를 중심으로 2019년에 국제심포지엄을 개최하였다. 그동안 독일과 한국 의료진의 교류에만 국한되었던 심포지엄은 2019년에 대만, 중국, 태국 등의 의료진들과 함께 진행되었다.

심포지엄은 유방암 자조모임인 백일홍 합창단의 희망의 메시지를 전달하는 아름다운 선율로 시작되었다.

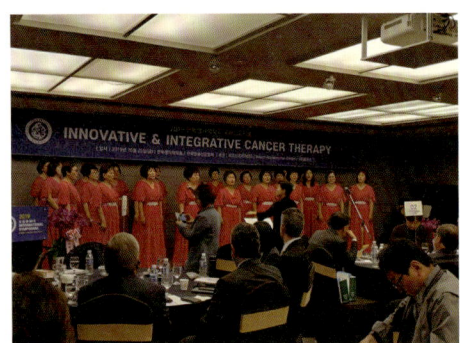 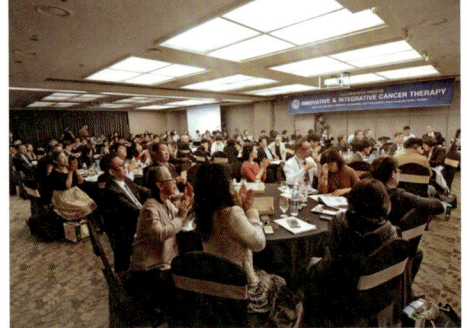

암의 고통을 이겨낸 백일홍 합창단은 많은 이들에게 희망의 메시지를 전달하였다.

한독생의학학회는 하거 박사의 철학과 정신을 계승하고 발전시켜 '임보크 시스템 IMVOKE®system'을 구축하였다. 그리고 통합의학으로 하나 된 사람들과 암환자들이 아름다운 동행을 지속할 수 있도록 다각적인 교류 협력을 진행하고 있다.

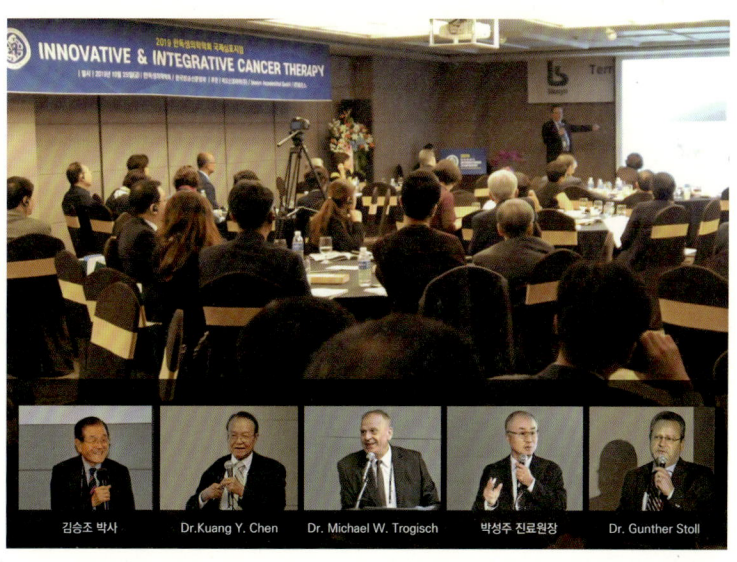

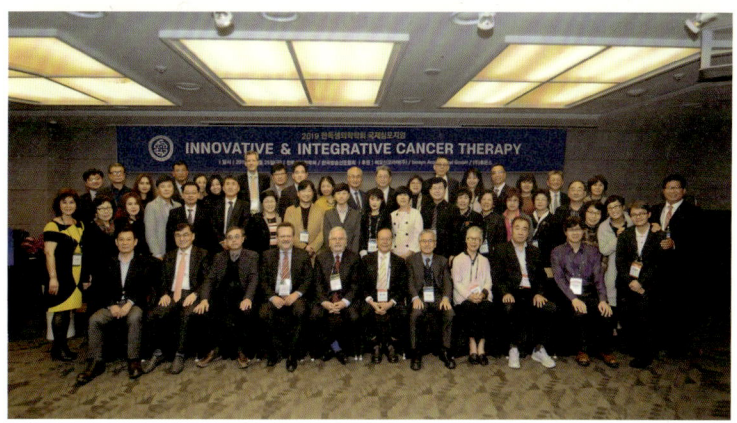

3) 하거 박사의 철학과 정신을 계승한 네트워크 구성

기존의 심포지엄들이 독일의 통합의학적 암치료 프로그램을 국내 의약계에 도입하기 위한 목적이었다면, 2019년의 심포지엄은 임보크 시스템을 선보이는 자리였다.

'혁신적이고 통합적인 면역 암치료 프로그램IIKO 임보크 시스템'은 하거 박사의 철학과 정신을 발전시켜 Dr.Hager 기념병원을 통해 임상적 효과가 입증된 혁신적인 프로그램이다.

Dr.Hager 기념병원은 통합암치료프로그램을 근거로 암환자의 생존연장과 삶의 질의 개선을 위한 치료를 시행하고 있다. 이러한 학술과 임상이 발표됨으로써 Dr.Hager 기념병원은 임상센터로써 재조명 받게 되었다.

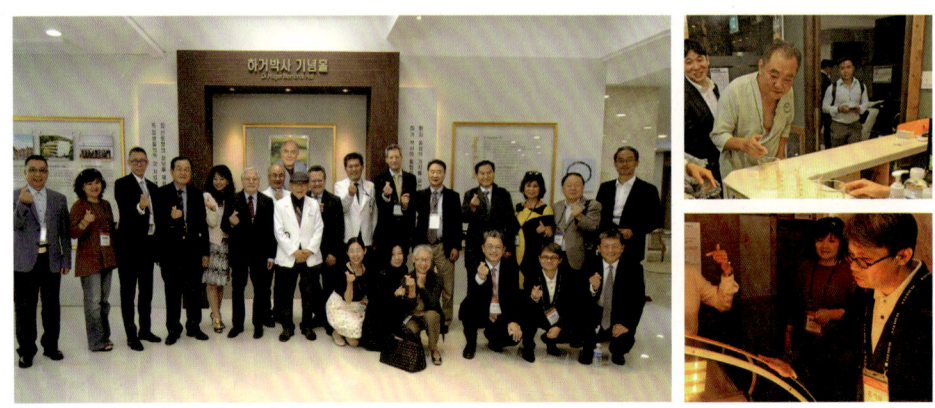

국내외 참석자들은 혁신적이고 통합적인 면역 암치료 프로그램인
임보크 시스템에 대해 많은 관심을 보였다.

독일, 대만, 중국, 홍콩 등지에서 참여한 참가자들은 한독생의학학회가 제공하는 '임보크 시스템'에 대한 내용을 공유하고 체험하는 시간을 가졌다. '임보크 시스템'은 암의 진행전이·재발을 억제하고, 예방하기 위한 프로그램으로 물질대사의 최종 단계인 암의 예방과 진단에서부터 치료까지 논스톱Non-Stop으로 연계한 프로그램이다.

4) 임보크 클리닉 네트워크를 위한 교류협력 체결

한독생의학학회는 독일 통합의학적 암치료프로그램을 한국 의약계에 접목시키고, Dr. Hager 기념병원을 설립하여 성공적인 암 재활 프로그램을 제공하고 있다.

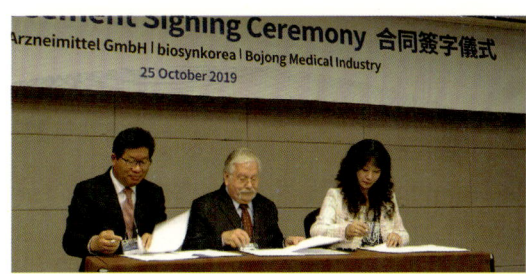 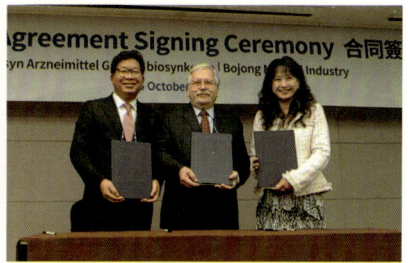

면역 암치료 임보크 시스템의 글로벌 네트워크를 구축하기 위한 교류협약식

이러한 역할을 주도적으로 해온 비오신코리아(주)는 아시아의 중심이 되어 임보크 시스템의 네트워크 구축을 위해 독일 비오신과 보종메디칼 인더스트리와 교류협약을 체결하였다.

향후 활발한 학술, 임상, 마케팅의 교류를 통해서 홍콩, 대만, 일본 및 중국과의 교두보 역할을 수행할 것으로 기대되며, 이번 협약을 기점으로 혁신적이고 통합의학적인 암치료 시스템을 통해 암으로 고통 받는 많은 환자들에게 암의 전이와 재발을 예방할 수 있는 치료의 기회를 제공할 수 있기를 희망하고, 암환우에게 희망과 용기를 불러 일으켜 하거 박사의 철학을 계승하고자 한다.

4부

아름다운 동행
'암환우에게 희망과 용기를 주다'

1

면역 암치료 '임보크 시스템'

1) 임보크 시스템의 개념

하루에도 수많은 암세포가 우리 몸에 생성되고 소멸되는데 면역 시스템이 제대로 작동되고 있다면 최종적으로 암으로 진단되지는 않을 것이다. 하지만 현대의학적 진단 기구에 의해서 암으로 진단되었다면 어떻게 할 것인가? 면역체계가 무너져 암으로 진행되었다는 것을 알았다면 치료의 답은 면역에서 찾아야 한다. 현대의학적 표준치료의 놀라운 발전에도 불구하고 암을 정복하지 못한 것은 면역학적 개념이 접목되지 못했기 때문이다.

"21세기 암치료의 트렌드는 면역 암치료이다"라는 것은 누구도 부정하지 못하는 사실이다.

임보크 시스템의 핵심은 면역학적 관점을 중심에 두고 암을 치료하는 것이다.

임보크IMVOKE는 'Immunity(면역)'과 'Evoke(떠올려주다)'의 합성어로 '면역을 깨우다'라는 의미를 가지고 있다. 즉, 인체의 잠자는 면역을 깨우고 활성화시켜 암세포를 감지하고 면역세포들이 공격하도록 면역 시스템을 강화시키는 것이다. 인체의 면역 시스템을 강화시키기 위해서는 자연의학에 기초를 두고 현대의학적 표준치료를 융합하는 통합의학적 치료를 해야 한다. 예를 들어 감기에 걸렸을 때 현대의학적 치료약을 먹고, 입맛이 없더라도 억지로 밥을 먹고, 아궁이에 불을 피워 구들장을 달아오르게 하여 이불을 쓰고 땀을 빼며 한숨 자고 나면 거뜬하게 감기를 완치할 수 있는 것은, 현대의학적 치료 방법과 더불어 영양학적, 물리학적 시스템이 융합된 면역치료이다.

이것이 통합의학적 치료 임보크 시스템의 개념이다.

암은 감기와 마찬가지로 물질대사이며, 물질대사 질환의 최종 단계이다.

그렇기 때문에 암을 치료하기 위해서는 면역학적 시스템을 중심에 두고 현대의학적 표준치료와 더불어 보완의학적 방법을 병행 내지는 단독으로 실행하여 암환자의 생명 연장과 삶의 질을 높이는데 목표를 두어야 한다.

한독생의학학회는 독일의 통합암치료의 선구자 하거 박사의 철학과 정신을 계승하고, 독일의 통합의학적 치료 프로그램을 국내 의약계에 접목시키기 위해서 지난 25년간 부단히 노력해왔다.

암을 이해하기 위해서 암세포의 특성을 알고 치료할 수 있는 학술과 정보, 임상적 경험을 토대로 암환자에게 알 권리와 치료의 선택권을 제공하기 위해서 통합암치료 개념의 환자 맞춤형 치료 시스템인 임보크 시스템을 제공하고 있다.

임보크 시스템의 치료 매뉴얼은 저작물로 등록되었으며 '통합 면역 암치료를 위한 환자 맞춤형 치료 시스템'은 국내와 해외에 특허등록 되어있다.

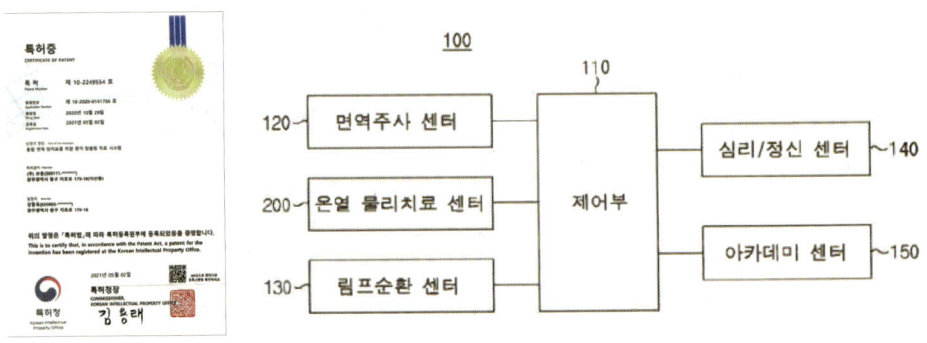

특허에 포함된 임보크 클리닉 구성

2) 임보크 시스템의 목적

현대의학적 표준치료의 놀라운 발전에도 불구하고 여전히 암세포 병소 위주의 접근만 하고 있는 암치료는 많은 한계점이 나타나고 있다.

임보크 시스템은 통합의학적 개념의 환자 중심의 전인적인 치료이다.

임보크 시스템은 '환자 중심의 전인치료이며 환자에게 나타나는 부작용이나 후유증을 줄이는 동시에 암의 성장과 전이를 멈추는 것이 목적'이다. 이것은 면역체계를 자극하고 활성화시키는 것과 동시에 이루어져야 한다. 그래서 임보크 시스템은 지난 수십년간 진행해온 통합의학적 암치료의 수많은 방법들을 융합하여 현대의학적 표준치료와 더불어 시스테믹 온열치료Systemic Hyperthemia, 생물의학적 개념의 항종양 약물(고용량 셀레나제와 이뮤노시아닌의 이뮤코텔), 그리고 면역·영양치료를 통해 암세포를 제거하고 전신 해독과 염증 및 스트레스를 감소시킬 수 있다. 또한 인체의 면역체계 및 대사를 증강시켜 면역체계가 스스로 암세포를 제거할 수 있도록 한다.

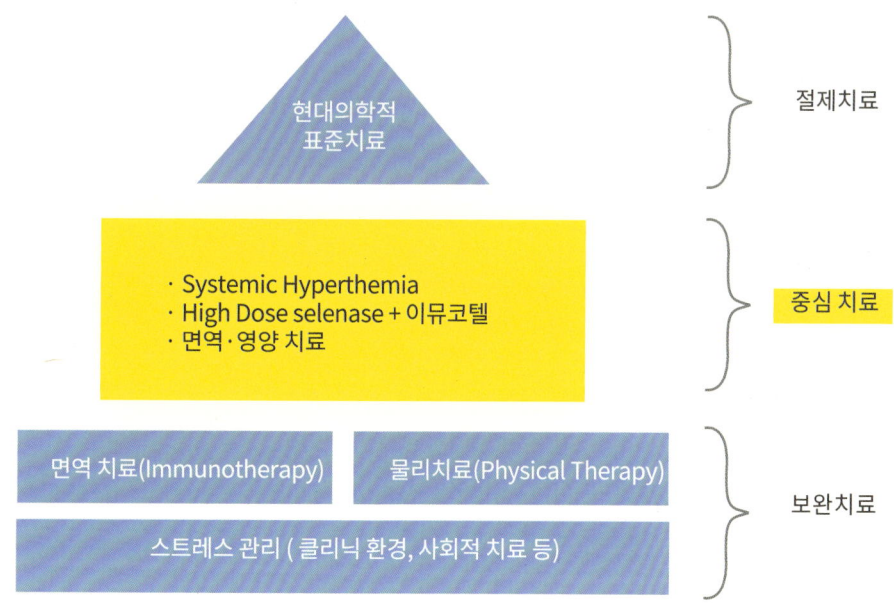

임보크 시스템은 기존의 치료와 다른 방식으로 암치료에 접근하는 혁신적이고 통합적인 암치료 모델이다.

이 시스템은 암세포의 제거에만 초점이 맞춰진 것이 아니라 인체 전반적인 시스템의 균형에 중요한 기여를 한다. 그리고 세포자멸사 및 자연 해독 과정과 같은 생리기능을 향상시키고 염증, 통증, 내인성 및 외인성 독소, 정신 사회적 스트레스 등을 감소시켜 생물학적, 심리적인 과정들이 균형을 찾을 수 있도록하기 위한 현대의학적 표준치료를 포함한다. 치료는 최소 5주 내지는 최대 8주 치료 프로그램으로 운영된다.

3) 임보크 시스템 개관

임보크는 면역암치료 프로그램인 소프트웨어를 실행할 수 있는 시설과 장비인 하드웨어를 갖춘 임보크 클리닉으로 구성되어야 하며, 임보크 시스템을 통해 암환자를 치료할 수 있게 되어 있다.

(1) 하드웨어: 시설과 장비.

○ 시스테믹 온열치료(Systemic Hyperthermia)

암환자는 정상인에 비해 낮은 체온을 가지고 있기 때문에 온열치료는 매우 중요한 부분으로 작용한다. 열을 이용한 암치료는 1965년 최초 전신 온열기와 1978년 국소 온열치료기가 발명되면서 시작되어 60여년의 역사를 가지고 있으며, 목표에 따라 국소와 전신 온열로 나눌 수 있다.

암세포에 열을 가하면 열 충격 단백질HSP이 암세포 표면에 발현되어, 면역세포가 암세포를 인식하고 용해한다. 열을 이용한 치료는 직접적으로 암세포를 괴사시켜 현대의학적 표준치료에 대한 감수성을 높이고, 암세포의 내성 체계를 차단하는 작용을 한다.

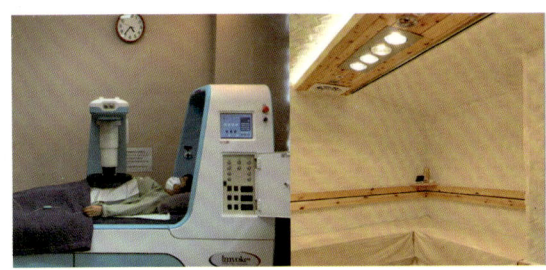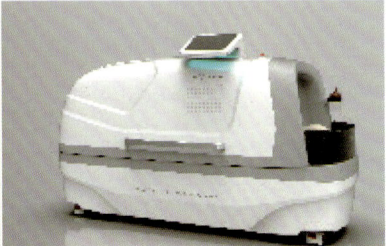

○ 임보크 면역·영양치료 센터.

고용량 셀레나제와 이뮤코텔, 암환자 맞춤형 특수 면역·영양 치료를 위한 주사 센터이다.

2014년 스웨덴의 카롤린스카 의과대학의 뵈른스테트 박사Dr.Mikael Björnstedt팀에 의해 선택적으로 암세포에 들어간 셀레나이드는 암세포 내 글루타치온 2분자와 결합하여 셀레노디글루타치온SDG를 형성하여 암세포의 글루타치온을 고갈시키고 활성산소를 생성하여 암세포의 자멸사를 유도한다는 기전이 밝혀짐으로써 고용량의 셀레나제High Dose selenase가 임상적으로 활용되고 있다. 또한 바다달팽이 혈청으로부터 추출된 이뮤노시아닌은 암세포의 TF 항원에 대응한 항원-항체 반응으로 암세포를 제거하는 암 백신의 기능을 수행한다.

특수 면역·영양주사는 암환자의 신속한 회복과 근육 손실, 체중 감소를 막아주는 치료이다.

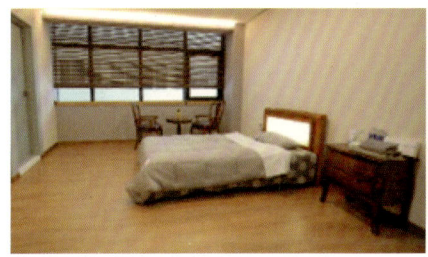
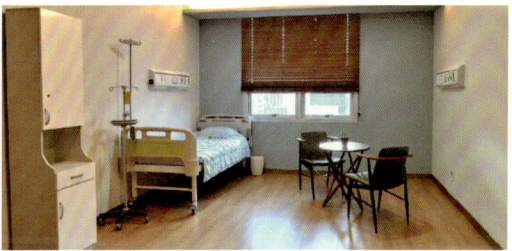

○ 임보크 림프부종센터.

암환자에게는 크고 작은 림프부종이 발생된다.

림프절에는 살상 세포들이 집중적으로 포진되어 있어 각종 병원성 미생물과 암세포를 제거시키고 **림프액**은 우리 몸에서 만들어진 지방, 단백질, 탄수화물의 분해물과 물질대사 과정에서 생성되는 노폐물, 죽은 세포 및 기타 병원성 유해 물질을 제거하는데 중요한 기능을 수행한다. 그러나 겨드랑이 혹은 서혜부 림프구를 제거하면 림프액의 순환이 제대로 되지 못해 정체 현상이 발생된다. 림프액이 흐르지 못하고 정체되면 정맥혈과 심장, 신장은 손상을 받고 정체된 독성물질과 노폐물은 면역체계를 급격하게 저하시켜 병원균 침입과 염증 발생이 용이해진다.

임보크 림프부종센터는 치료 직후와 회복기 시기에 림프부종의 예방과 관리를 위한 프로그램을 제공한다.

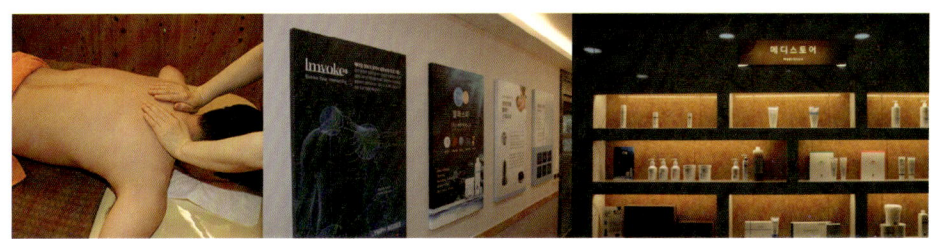

○ 임보크 심리 & 정신·아카데미를 통한 치료의 시각화.

"내가 왜 암에 걸렸을까?"라는 질문에 대한 관심을 줄이고 "어떻게 암을 치료할 것인가"에 대한 질문에 집중해야 한다.

암은 진단 자체가 죽음과 동일시되고 있어 암환자들은 진단과 동시에 커다란 충격을 받는다. 그래서 암을 치료하는 과정에서 일어나는 부정적인 감정(절망감, 두려움, 우울, 분노, 걱정 등)을 떨쳐버리고 새로운 희망과 용기를 줄 수 있어야 한다. 그러기 위해서는 암에 대한 이해와 치료 방법 그리고 치료 과정에서 내 몸에 어떤 변화가 일어나고 그 변화에 대응하기 위해 투여되는 약물들이 어떤 작용을 하는지에 대해서 뇌에서 인지해야 한다.

암환자는 치료의 시각화를 통해 희망과 용기를 갖을 수 있다.

암치료에 있어 치료의 시각화란

- 암의 특성은 어떤 것인지?
- 현대의학적 치료의 부작용은 어떤 것인지?
- 보완의학적 암치료의 접근은 왜 필요한 것인지?
- 혁신적인 치료법은 어떻게 인체에서 작용하는 것인지?

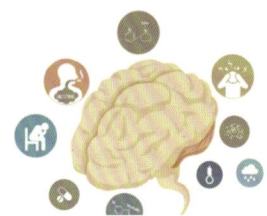

치료의 시각화는 치료의 과정과 목적을 이미지화해서 환자가 암의 특성과 치료 후 나타나는 변화에 대해 인지하는 것이다.

암환자에게 알 권리를 주어서 치료의 선택권을 갖게 해야 한다.

암환자의 치료는 의사의 일방적인 선택이 아닌 환자가 중심이 되어야 한다는 것은 매우 중요하다. 이러한 의미에서 암환자의 소통을 위한 아카데미가 이루어져야 하고 라이프 트레이닝 테라피가 중요하다. 암환자는 24시간 스트레스 환경에 처해 있기 때문에 스트레스 관리가 중요하고 더불어 잘못된 식습관, 생활 습관들이 합쳐져 암을 비롯한 만성 질환이 발생되기 때문에 라이프 스타일에 대한 교육은 매우 중요하다.

(2) 소프트웨어: 환자 맞춤형 치료 프로그램.

임보크 시스템은 암의 진단단계에서부터 말기암 환자까지, 환자별 치료 매뉴얼을 통해 맞춤형 프로그램을 제공한다.

		진단	수술/항암/방사선	회복기 치료	전이/재발 & 말기암
생물의학적 테라피	셀레나제 경구제	1000μg/day	1000μg/day	500μg/day	1000μg/day
	셀레나제 주사	1000μg/주 2회	2000μg/주 3회	1000μg/주 2회	5000μg/주 3회
	이뮤코텔	1mg/주 2회	1mg/주 3회	1mg/주 2회	1mg/주 3회
	미슬토치료			주 2회	주 2회
영양/면역 테라피	암환자 개별 맞춤영양치료	주 1회	주 2회	주 1회	주 3~4회
온열 테라피	국소온열치료		주 2회	주 2회	주 2회
	근적외선 전신온열	주 2회	주 3회	주 2회	주 4회
	Dr.Salt (원적외선)	매일	매일	매일	매일

임보크 시스템은 면역학적 치료원칙을 가지고 암의 진단단계에서부터
회복기 치료단계 그리고 전이·재발되거나 말기암 단계까지 맞춤형으로 적용된다.

임보크의 암환자 맞춤 치료프로그램은 전문화되고 특화된 임보크 시스템의 특허받은 프로그램이다. 임보크 클리닉은 암의 예방 클리닉과 재활 클리닉으로 구분되어 암의 진단부터 진행전이·재발을 억제하기 위해 암환자의 상태에 따른 맞춤 치료 프로그램을 제공한다.

4) 임보크 시스템의 운영

임보크 시스템은 임보크 클리닉과 임보크 메디스토어로 운영된다.

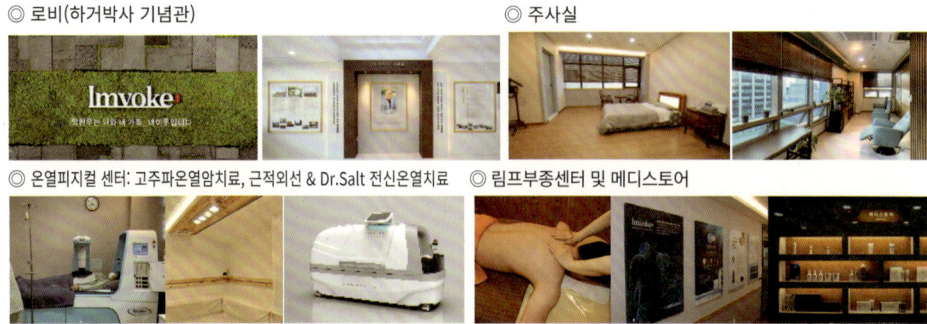

◎ 로비(하거박사 기념관) ◎ 주사실
◎ 온열피지컬 센터: 고주파온열암치료, 근적외선 & Dr.Salt 전신온열치료 ◎ 림프부종센터 및 메디스토어

임보크 클리닉은 '입원클리닉'과 'Day 클리닉'으로 운영되며, 입원클리닉은 중장기 입원과 단기입원으로 나누어진다.

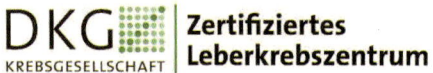

독일 암학회Deutschen Kerbsgesellschaft에서는 병원에서 암환자들을 치료해 주는 프로그램, 규정, 방법 등의 기준을 정해놓고 그 기준에 의거해서 각 병원들은 진료 및 치료 시스템을 만든다. 또한 생물의학적 암치료의 다양한 프로그램을 인증하고 과학화시킴으로써 생물의학적 제제를 통해서 암환자들의 치료 효과를 높이는데 기여하는 생물의학적 암치료재단Biologiche Krebsabweht e.V.이 있다.

임보크 클리닉은 독일 암재활 전문 클리닉의 운영형태를 기준으로 입원 형태와 입원 기간 을 제공하고 있다. 치료 프로그램은 진단 시 프로그램과 현대의학적 치료와 병행하는 집중치료 프로그램, 회복기 및 전이·재발 치료 프로그램으로 구성되어 있다. 임보크 시스템은 암환자에게 희망과 용기를 주는 프로그램이다.

5) 임보크 시스템은 암환자에게 알 권리를 제공한다.

우리나라 암환자들에게는 독일처럼 체계적이고 전문화된 프로그램이 제공되지 못하고 있다.

그래서 암환자들은 비인가非認可 된 방법에 현혹되어 많은 비용을 지출하고, 잘못된 치료 방법으로 낭패를 보는 등 상업적인 수단으로 이용되어 생명 연장과 삶의 질을 저하시키는 원인이 되기도 한다.

암은 복합적인 요인에 의해서 발병되는 특징을 가지고 있기 때문에 통합적인 암치료를 위한 다양한 계층의 전문가가 모여서 암환자 맞춤형 프로그램을 제공해야만 큰 효과를 기대할 수 있다.

임보크 시스템은 암의 특성을 이해하고 특성에 맞는 프로그램을 구축하여 암환자들에게 단계별로 맞춤형 치료 프로그램을 제공한다. 육체적인 치료뿐 아니라 심리·정신적인 치료, 운동 등을 통해 정상적인 생활을 할 수 있도록 도움을 주어 암환자의 삶의 질을 향상시킬 수 있다.

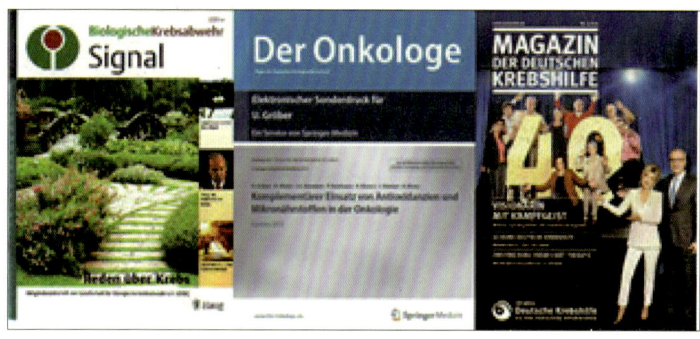

독일의 생물학적 통합암치료 재단의 학회 정보지

한독생의학학회에는 암환자들에게 다양한 정보를 제공하기 위한 일환으로 '시그널'을 발간하고 있다. 암환자에게 알 권리를 제공하여 치료의 선택권을 보장할 수 있도록 하는 것이 임보크 시스템의 목적이다.

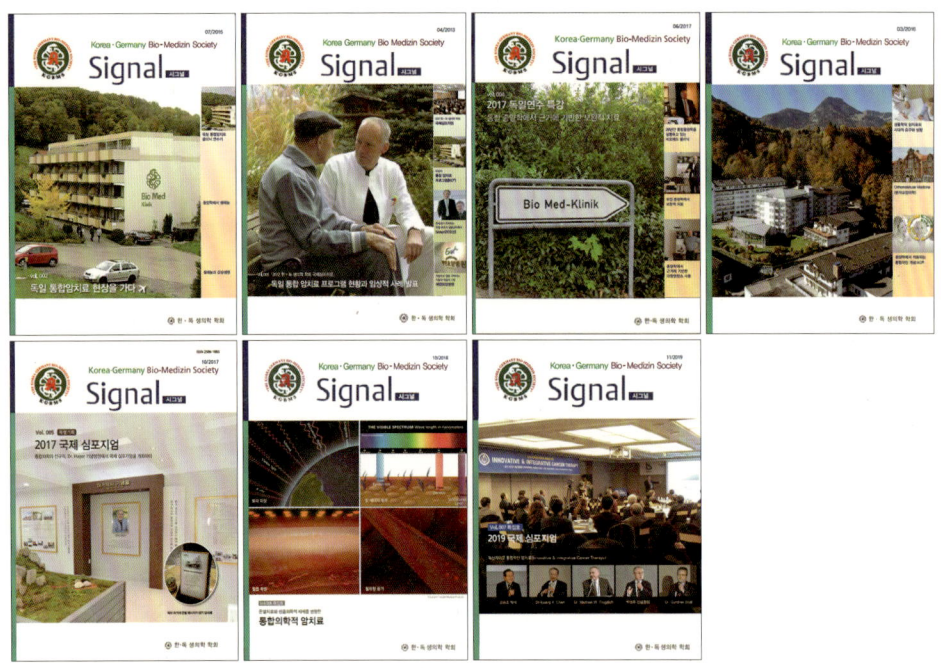

한독생의학학회는 암환우의 알 권리를 위해 정보지 '시그널'을 발간하여 제공하고 있다.

면역 암치료 임보크 프로그램의 구성

1) 고용량 셀레나제 High Dose selenase

**(1) 셀레늄은 인체의 필수 미량원소이며,
생물학적 해독제, 면역활성제, 면역항암제의 기능을 수행한다.**

셀레늄은 유기 셀레늄과 무기 셀레늄으로 나뉜다.

유기 셀레늄은 비특이적 단백질 삽입 과정 중 황(S)과의 유사성 때문에 황의 대사 과정에 유입되어 생화학적으로 사용되지 못하고 과량 복용시 모발, 손톱 단백질 생성에 사용될 수 있다. 물론 일부는 셀레늄 효소로 대사되지만 셀레늄 효소로 되기까지 많은 기간이 걸리기 때문에 셀레늄 보충이 시급할 때 유기 셀레늄을 사용하는 것은 바람직하지 않다.

무기 셀레늄, 정확히는 셀레늄이 이온화된 형태의 아셀렌산나트륨sodium

selenite[35]은 인체 유입시 곧바로 셀레늄 단백질 합성에 사용된다. 셀레나이트는 그 자체로 라디칼 스케빈저Radical Scavenger 역할을 수행하고, 셀레늄 효소 합성을 위해 특이적으로 삽입되어 투여 후 10분 정도면 셀레늄 단백질 합성이 시작된다.

세계적 GMP 기준에 따라 제조되는 유일한 셀레늄 원료의약품은 아셀렌산나트륨오수화물이다.

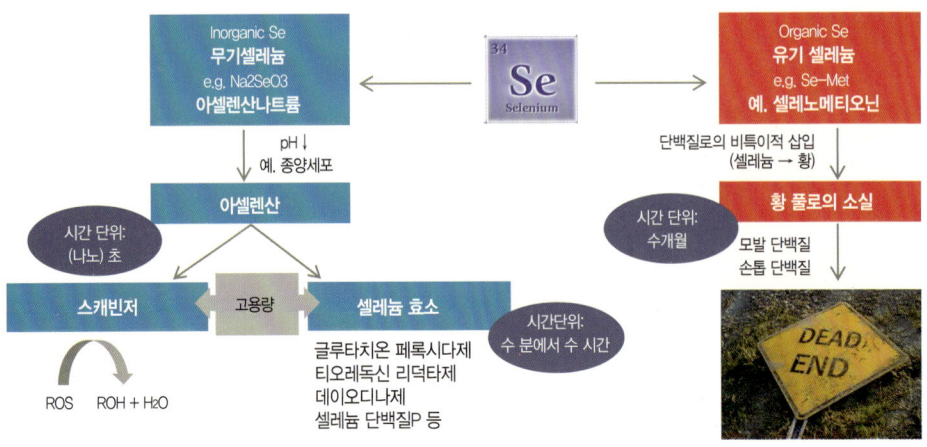

과거에는 프리라디칼Free Radical을 제거하는 물질로 SODSuperoxide Dismutase[36]의 구성성분인 비타민 C와 비타민 E만을 생각하였다.

그러나 1973년 셀레늄이 글루타치온 페록시다제의 필수 구성성분임이 밝혀지면서 연구자들은 셀레늄 단백질 연구에 집중하기 시작했다. 이후 셀레늄이 라디칼 물질을 제거하는 가장 강력한 효소인 글루타치온 페록시다제의 활동성을 높인다는 것이 밝혀져 수술, 화학요법, 방사선 치료 시 강력한 해독제로 셀레늄을 투여하는

---

35 활성산소 혹은 라디칼을 포착해서 안정화시키는 성질을 갖는 화합물의 총칭. 초과산화물 불균등화효소, 카탈라아제 혹은 철킬레이트제 등은 그 자신이 산화제 혹은 라디칼을 포촉 하는 것이 아니라 항산화제이지만 스캐빈저와는 구별된다.
36 초과산화이온을 산소와 과산화수소로 바꿔 주는 불균등화 반응을 촉매하는 효소

근거가 되었다. 또한 2014년 스웨덴의 카롤린스카 대학에서 '고용량의 셀레늄은 암세포 내에 선택적으로 들어가 암세포의 자멸사를 유도한다'는 메커니즘이 발표되면서 면역항암제로써의 위상이 높아지고 있다. 셀레늄이 세포 생화학 작용에 중요한 역할을 한다는 사실과 함께 티오레독신 환원효소Thioredoxin Reductases가 밝혀져 학계와 관심을 불러일으켰다.

(2) 암환자는 셀레늄이 결핍되어 있다.

전립선 암환자, 전립선 비대증 환자, 건강한 성인 남성의 전혈 셀레늄 수치

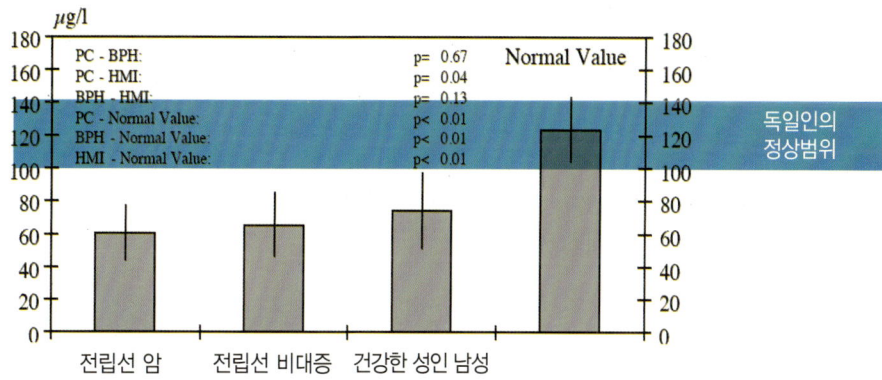

건강한 성인 남성과 전립선 비대증 환자, 전립선암 환자 전혈의 셀레늄 농도를 분석한 결과 전립선 비대증 환자와 전립선암 환자의 셀레늄 수치는 정상인보다 현저히 낮았다. 흥미로운 점은 건강한 성인 남성의 셀레늄 농도 또한 셀레늄 참고 범위 100-140 mcg/l독일 기준보다 낮다는 것[37]이다.

---

37 Mücke, R., et al.: Acta Oncologica 48: 452 - 456 (2009)

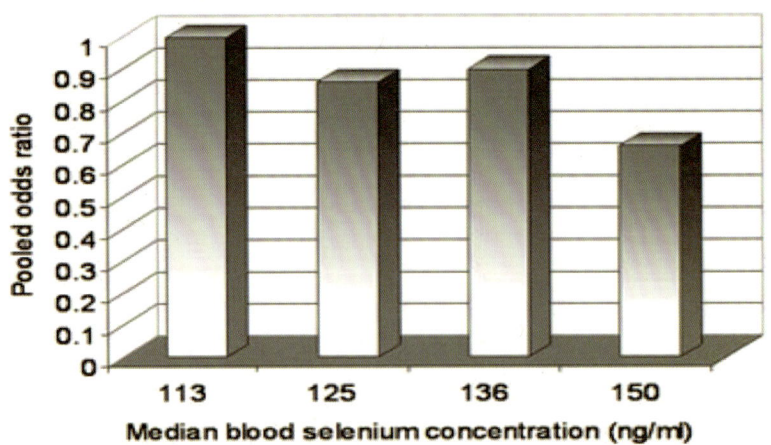

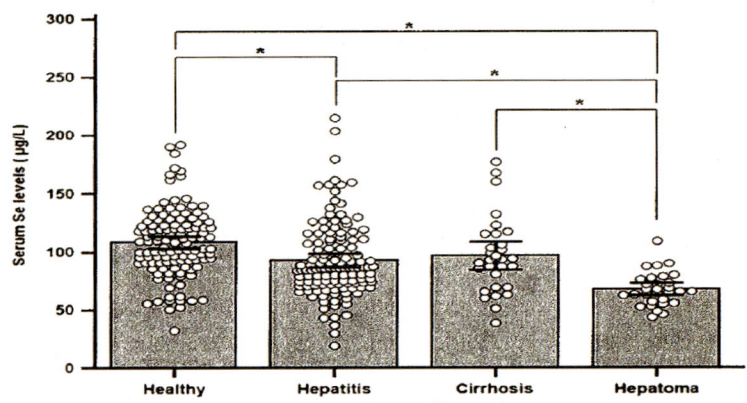

    미국에서 실시된 3개의 임상시험셀레늄 섭취시 대장 신생 종양 생성 억제효과을 종합 분석한 결과 혈중 셀레늄 농도가 높은 집단150 ng/ml은 낮은 집단113 ng/ml에 비해 선종 재발이 낮다는 것이 보고[38,39]되었다.

---

38   Jacobs, E.T., et al.: J. Natl. Cancer Inst. 96: 1669 – 1675 (2004)
39   Fairweather-Tait, S., et al.: Antioxid. Redox Signal. 14: 1337 – 1383 (2011)

한국도 건강한 사람에 비해 간염, 간경변, 간암 환자의 셀레늄 수치가 낮았다.[40]

(3) 셀레늄은 현대의학적 표준치료의 치료 효과를 배가시켜 생존율을 증가시키고 부작용을 감소시킨다.

● 생존율 향상

2003년 영국에서 발표된 연구에 따르면 혈청 셀레늄 수치가 높은 환자는 방사선, 화학치료에 대해 더 잘 반응하고 치료를 잘 견딜 수 있었으며 혈청 셀레늄 수치가 16 mcg/l 증가하면 사망률이 24% 감소[41]하는 것으로 나타났다.

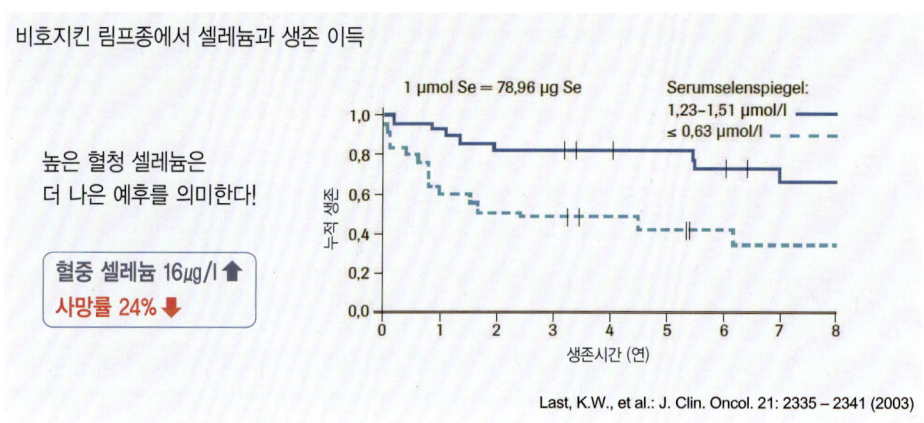

● 셀레늄과 방사선 치료

근치적 수술 이후 재발 방지 위해 보조적으로 방사선 치료를 받는 환자를 대상으로 방사선 치료가 있는 날 500 mcg, 치료 없는 날 300 mcg 씩 셀레늄셀레나제을 경구용 액제로 공급한 임상이다.

---

40 Kim, I.W., et al.: Biol. Trace Elem. Res. 148: 25 – 31(2012)
41 Last, K.W., et al.: J. Clin. Oncol. 21:2335 – 2341 (2003)

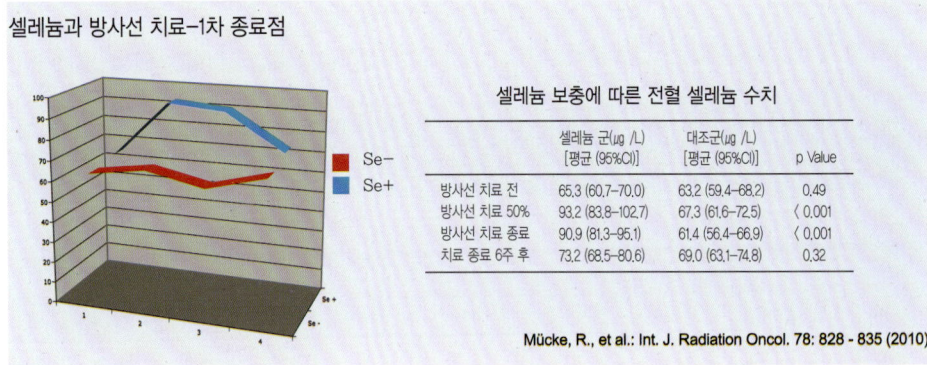

셀레늄 보충으로 치료군의 전혈 셀레늄 농도는 치료 전 65.3 mcg/l 에서 치료 후 93.2 mcg/l까지 상승하였으나 파란색 이는 여전히 독일 내 전혈 셀레늄 참고범위 100-140mcg/l에는 못 미치는 것이다.

일일 셀레늄 500 mcg의 투여는 셀레늄 수치를 참고범위로 증가시키기에 충분하지 않다. 따라서 종양학자들은 이 연구 결과를 토대로 방사선 치료 시 셀레늄 1000~2000 mcg을 사용[42]하고 있다.

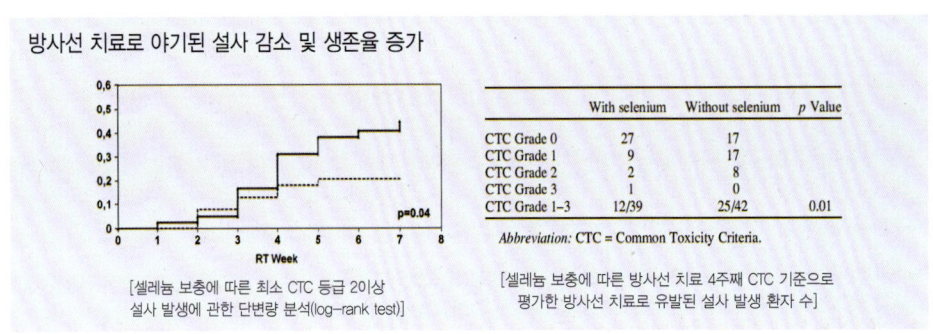

또한 셀레늄 투여군에서 방사선 치료 중 CTC 2등급 이상의 설사 발생이 감소하

---

42 Mücke, R., et al.: Int. J. Radiation Oncol. 78: 828-835 (2010)

였다. 투여군에서 치료 4주째에 방사선 치료로 CTC 1-3등급의 설사가 발생한 환자는 대조군의 절반 수준이었다_{셀레늄 군 12명 vs 대조군 25명}.

이후 12년 이상의 생존율 추적 조사 결과, 셀레늄 군의 생존율이 더 높았다.

이는 셀레늄 투여가 표준치료의 효과를 경감시키지 않음을 보여주는 중요한 결과[43]이다.

방사선 치료 동안 셀레늄 보충은
① 결핍 환자의 셀레늄 상태를 개선한다.
② 방사선 치료 유발 설사의 정도와 중증도를 감소시킨다.
③ 표준 치료의 효과를 경감시키지 않는다.

● **셀레늄(셀레나제)은 시스플라틴의 신장 독성을 감소시킨다.**

2013년 발표된 연구 자료에서는 탁센과 함께 백금 기반 항암제인 시스플라틴치료를 받는 암환자 122명에게 치료 전에 셀레늄 400 mcg을 투여[44]한 결과 셀레늄을 투여받은 환자군에서 급성신부전증이 나타나지 않았다.

(4) 셀레늄의 항종양학적 기전

셀레늄을 발견한 스웨덴 화학자 베르젤리우스가 연구한 스웨덴의 카롤린스카 의과대학 연구소에서는 2014년 새로운 연구를 발표[45]하였다. 아셀렌산나트륨을 고용량 투여하게 되면 셀레늄이 암세포 내부에 선택적으로 10~13배 이상 축적되어 암세포를 사멸시킨다는 것이다.

---

43 Muecke, R., et al.: 멀티센터,제 3 상 임상, 부인과 방사선 종양학에서 셀레늄 보충 관찰 –무작위 중단 후 6년 생존 데이터의 추적 조사 분석. Integr. Cancer Ther. (2014, in press)
44 Ghorbani, A., et al.: J. Nephropathol. 2: 129 – 134 (2013)
45 Wallenberg, M., et al.: Basic Clin. Pharmacol. Toxicol. 114:377 – 386 (2014)

암세포는 높은 항산화력글루타치온을 갖기 위해 시스테인을 시스틴으로 산화시키는 기전을 가지고 있다.

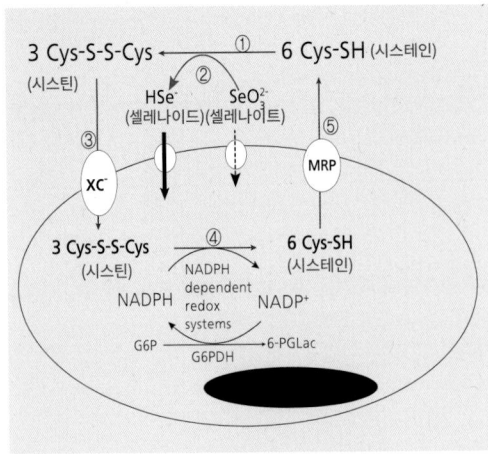

① 암세포 외부에서 시스테인이 시스틴으로 산화되면
② 셀레나이트(Selenite)가 셀레나이드(Selenide)로 환원되어 쉽게 암세포 내로 흡수되고
③ 암세포에 있는 수용체인 시스테인 글루테메이트 수송체(XC-)가 시스틴을 암세포 내부로 끌어들인다.
④ 암세포 내부로 들어온 시스틴은 레독스 시스템에 의해 시스테인으로 환원되고
⑤ 다약제 내성단백질(MRP)에 의해 다시 세포 밖으로 배출된다.

진행된 암일수록 다약제 내성단백질MRP와 시스테인 글루테메이트 수송체XC-가 많이 발현되어 있다. 시스테인이 시스틴으로 산화되는 과정에서 분자량이 큰 아셀렌산나트륨셀레나이트은 분자량이 작은 셀레나이드로 환원되어 암세포 내부로 더 많이 축적되게 된다.

암세포에 유입된 아셀렌산나트륨은 암세포 내부에 다량 발현되어 있는 글루타치온 분자 2개씩을 묶어 암세포의 항산화력을 낮출 뿐 아니라 암세포 내의 글루타치온과 결합하여 생성된 SDG Selenodiglutathione는 활성산소를 만들어내 암세포를 사멸시킨다.

이러한 과정은 고용량의 아셀렌산나트륨High Dose selenase을 투여했을 경우에만 가능하다.

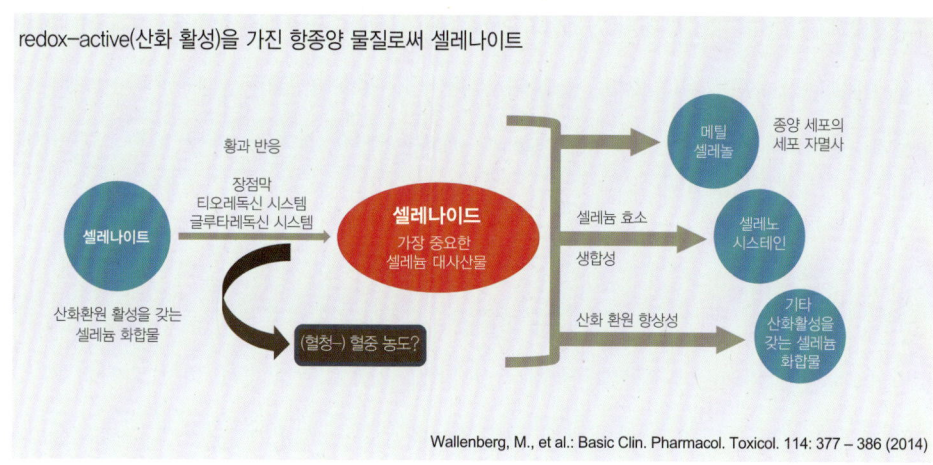

많은 셀레늄 화합물 중에서 '산화-환원 활성 물질'을 갖는 것만이 암 세포에 작용할 수 있다. 가장 흔한 산화-환원 활성 셀레늄 물질은 셀레나이드이다.

아셀렌산나트륨셀레나이트는 체내에 흡수되면 장점막이나 인체 효소계에 의해 중요한 셀레늄 대사산물인 셀레나이드로 전환된다. 셀레나이드는 셀레늄 효소를 생합성하는데 쓰이기도 하고 세포의 산화-환원 항상성을 조절하는 또 다른 산화-환원 활성 셀레늄 화합물예, 셀레노디글루타치온로 전환되기도 한다.

셀레늄의 세포자멸사 유도에는 다양한 세포자멸적 경로가 관여되어 있다. 셀레늄 화합물 중 셀레나이트와 셀레노디글루타치온SDG은 종양 세포의 세포자멸사에 기여한다.

(5) 고용량 아셀렌산나트륨(High Dose selenase) 관련 임상논문

● The SECAR Study[46]

스웨덴의 카롤린스카 의과대학 연구소에서 실시한 세카르 연구The SECAR Study는

---

46   BRODIN, Ola, et al. Pharmacokinetics and toxicity of sodium selenite in the treatment of patients with carcinoma in a phase I clinical trial: The SECAR study. Nutrients, 2015, 7.6: 4978-4994.

아셀렌산나트륨의 최대 용량 투여18,500mcg에 관한 임상시험이었다. 그동안 고용량의 아셀렌산나트륨은 암치료에 있어서 부가적Addictive 또는 보조적Adjuvant인 약물로써 자리매김했으나 1,000~2,000mcg 용량 이상의 독성에 관한 의문은 남아있었다.

SECAR 연구는 매우 고용량의 아셀렌산나트륨을 부가적 암치료법에서 사용한 것이 아니라 진행성으로 치료저항성내성을 가진 암환자의 치료를 위한 유일한 화학요법제로 사용함으로써 암환자에게 아셀렌산나트륨을 사용하는 새로운 접근을 추구했다. 고용량의 아셀렌산나트륨을 투여한 대다수의 암환자는 2주 후 내성을 보였던 암세포가 다시 항암약물에 반응했고, 일부 암세포에서는 '완전 관해'된 결과가 나타났다.

세카르 연구를 통해서 저자들은 암에 대한 아셀렌산나트륨에 대한 다음의 질문에 답하고자 했다.

아셀렌산나트륨은 직접적인 항종양효과를 가지는가?
아셀렌산나트륨은 항암제 내성을 반전 시킬 수 있는가?
아셀렌산나트륨은 화학요법을 완화시킬 수 있는가?

이 연구에 포함된 모든 암환자들은 아셀렌산나트륨을 치료한 후 이전과 동일한 화학요법을 받았다. 따라서 아셀렌산나트륨 치료 전과 후의 독성 및 주요 항종양효과를 비교하는 것이 가능했다. 아셀렌산나트륨의 투여는 대만족적인 결과를 얻었다.

A. 환자들은 체표면적 1제곱미터(㎡)당 10.2 mcg의 아셀렌산나트륨을 투여하였고, 심각한 부작용 없이 견뎌냈다. (예. 170cm, 70kg 성인 기준 18,564 mcg까지 정맥 투여)

B. 고용량의 아셀렌산나트륨 투여 후 다수의 환자는 항암약물의 내성이 사라져서 화학항암치료를 다시 받을 수 있었다.

C. 고용량의 아셀렌산나트륨 투여 후 38% 환자에서 안정 병변이 관찰되었다.

D. 다발성 전이가 있는 48세 남성 환자에게 아셀렌산나트륨을 하루 28.2 mg(282,000 mcg)씩 총 3회 치료하였고, 치료 종료 17일 후 찍은 PET/CT 영상에서 간의 전이 병변 크기가 현저히 감소된 것을 관찰할 수 있었다.

고용량 아셀렌산나트륨 사용 임상시험
녹스 연구

- 비오신이 스탠포드 대학 암센터에 특별히 생산된 임상시험용 약물을 제공 (셀레늄 타블렛 5,000mcg)
- 진행성 암환자 15명, 대부분 전립선암
- PSA 수치 현저히 감소 (11%에서 78%까지)
- 통증 지수 전반적 개선
- 환자 8명에서 안정병변 관찰, 뼈전이 해상도 유의미하게 개선
- 경미하고 완전히 가역적인 소화기계 부작용만 발생

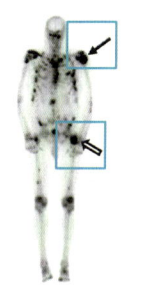 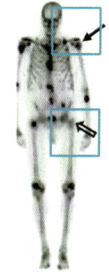

다발성 전이 ♂ | 48세

왼 쪽 패널 치료 전 뼈스캔(Tc scan)

오른쪽 패널 방사선치료 + 셀레늄 2.5 mg/일; 2개월. 엉덩이 완전 관해 및 어깨 부분 관해, PSA 수치 78% 감소

● **KNOX Study**[47]

2019년 미국의 스텐포드 의과대학의 방사선 종양학과 녹스 교수Susan J. Knox는 "Translational Oncology"에 전이성 암환자에게 완화적 방사선 치료와 아셀렌산나트륨을 병행한 1상 임상 결과를 발표했다.

전이성 임상단계에서 아셀렌산나트륨은 생체 내에서 단일 약제 활성을 가지며 암세포를 방사선에 더 민감하게 만들었다. 방사선 치료 2시간 전에 단일 용량의 아셀렌산나트륨(5.5~49mg, 독일 비오신사의 셀레나제 정제)을 경구 투여 받은 전이성 암환자 15명을 대상으로 진행하였다.

이 연구의 목표는 보완요법의 안전성 평가 약동학 측정 및 효능 평가가 포함되었다.

독일 비오신은 1정당 5000 mcg의 아셀렌산나트륨을 함유한 알약을 특수 제작하여 임상 약물로 제공하였다. 그 결과 다음의 임상적 결과가 도출되었다.

---

47 KNOX, Susan J., et al. Results from a phase 1 study of sodium selenite in combination with palliative radiation therapy in patients with metastatic cancer. Translational Oncology, 2019, 12.11: 1525-1531.

1. 방사선 치료의 고용량 아셀렌산나트륨의 병행요법으로 전립선 PSA수치가 11%에서 78%까지 감소하고 통증 지수가 개선되었다
2. 8명의 암환자에게서 방사선 조사 범위에 안전병변이 관찰되었고 뼈 전이 병소가 감소했다
3. 고용량의 아셀렌산나트륨 투여는 경미하고 가역적인 소화기계 부작용만을 유발하였다.
4. 다발성 전이가 발생한 48세 전립선암 환자에서 고용량 아셀렌나트륨을 병행한 결과 엉덩이 뼈로 전이된 암세포가 완전 관해 되었고 어깨 종양은 부분 관해가 관찰되었다.

고용량 아셀렌산나트륨 사용 임상시험
세카르 연구

- 치료 저항성 진행성 암환자 34명
- 최대허용용량(MTD) = 10.2 mg / m² 까지 용량 증가
- 셀레늄은 일부 종양에 대해 상당히 세포독성적이다
- 항암화학요법 불응성 환자도 치료에 다시 반응할 수 있다
- 환자 38 %에서 안정병변 관찰
- 중앙생존기간 6.5 개월
- 상당히 긴 기간... 치료 저항성, 진행성 종양임을 감안 시

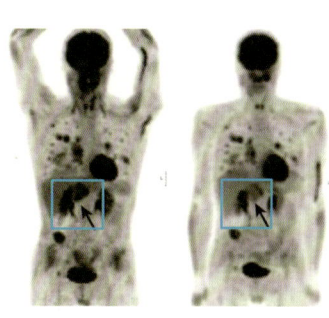

다발성 전이 ♂ | 48세

왼 쪽 패널 치료 전

오른쪽 패널 셀레늄 28.2 mg x 3회 치료 종료 17일 후 - FDG 흡수 전반적 감소 예) 간 좌엽

암환자들에게 고용량 셀레나제 투여의 임상 및 결과가 발표되고 있어 셀레나제의 면역항암제로써의 위상이 충족되고 있다. 고용량 셀레나제의 임상 기준은 세카르 연구이다.

과거 셀레나제는 현대의학과 표준치료와 병행하여 치료 효과를 상승시키거나 부작용을 최소화하는데 활용되었다. 그러나 세카르 연구를 필두로 녹스 연구가 진행되었고 한독생의학학회의 임보크 시스템은 이를 기초로 연구되었다. 고용량 셀레나제High Dose selenase 치료의 연구는 현대의학적 표준치료의 부가적 요법으로 병행되거나 단독으로 투여한 후 진행성 암에 대한 암세포의 관해를 기대할 수 있다.

2) 이뮤노시아닌을 주성분으로 한 이뮤코텔

(1) 바다달팽이가 전달하는 활성물질 이뮤노시아닌

이뮤노시아닌Immunocyanin은 구멍삿갓조개의 혈액 림프인 헤모시아닌KLH을 안전하게 분리·정제한 면역 자극 및 종양 백신을 위한 단백질이며 이뮤코텔의 활성성분이다. 헤모시아닌KLH은 분자량이 8,000~32,000kDa으로 현존하는 가장 큰 단백질 중 하나이다.

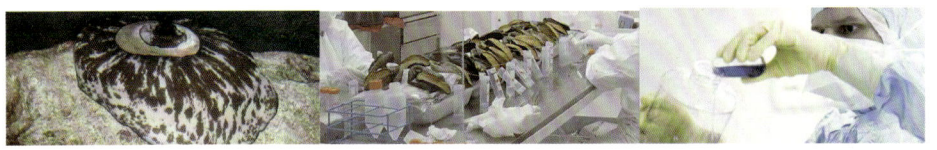

구멍삿갓조개
(메가쑤라 크레눌라타)

GMP 크린룸에서 저온마취 후
무균 천자로 KLH 추출

추출된 KLH는 크로마토그래피
방식으로 이뮤노시아닌으로 분리

헤모시아닌의 중심부는 2개의 구리 원자로 구성되어 있다. 헤모시아닌은 헤모글로빈과 비교할 수 있는 조직들로 산소를 운반하는데, 헤모글로빈은 철Fe을 운반하기 때문에 붉은색이지만 헤모시아닌은 구리로 인해 푸른색을 띤다.

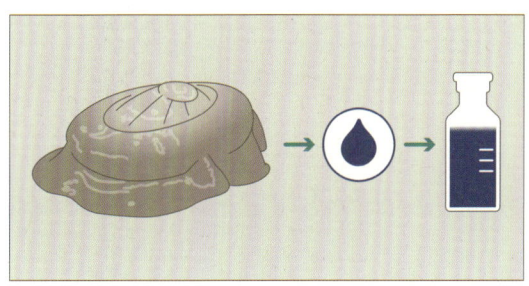

헤모시아닌를 안전하게 분리·정제한 이뮤노시아닌은 헤모시아닌의 하위 유닛 KLH1과 KLH2을 안정적으로 변형한 혼합물이다. 이뮤노시아닌이뮤코텔은 인체에 투여되면 인체에서 데카머Decamer와 멀티데카머Multidecamer 형태로 활성화되어 면역반응을 하게 된다.

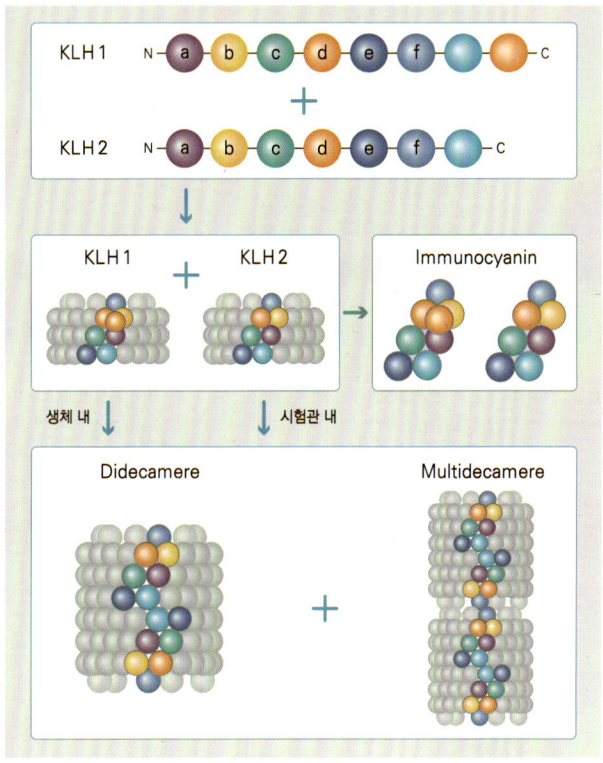

145

(2) 이뮤노시아닌은 강한 면역반응을 유발한다.

이뮤노시아닌의 강력한 면역원성Immunogenicity[48]은 분자량의 약 4%를 차지하는 올리고당을 기반으로 한다.

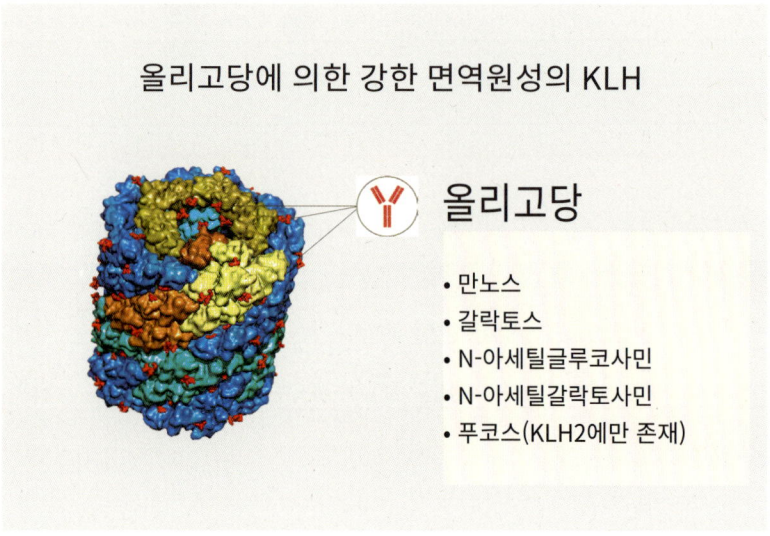

이뮤노시아닌을 투여하면 강력한 면역원성에 의해서

1. 대식세포가 활성화되어 즉시 종양세포에 대응한다.
2. 대식세포는 사이토카인을 이용해 NK 세포와 과립구의 활성을 증가시킨다.
3. 대식세포는 항원에 대한 정보를 T 림프구와 B 림프구에 제공하고, 동시에 사이토카인을 이용해 면역세포를 자극한다.

---

48   물질이 면역 반응을 일으키는 정도

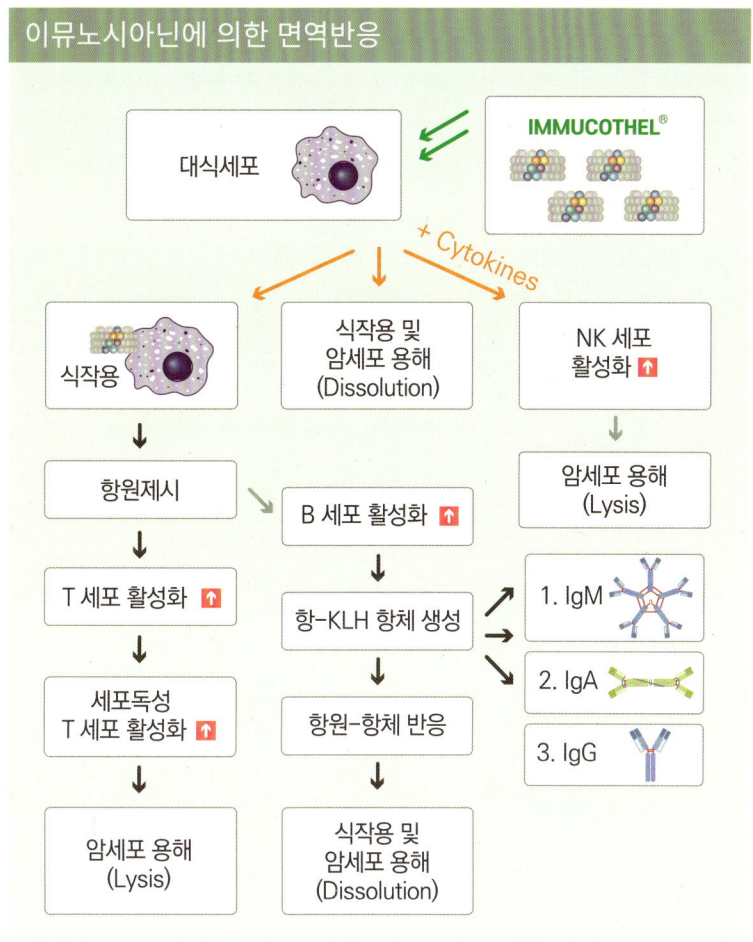

이뮤노시아닌은 면역을 깨우고 활성화시켜 직접적으로 암세포에 대응하거나 사이토카인을 이용해 NK 세포와 T 세포의 활성을 증가시킨다. 또한 대식세포는 B 세포를 활성화시켜 면역글로불린 IgM, IgA, IgG를 증가시켜 인체의 종양세포에 대항한다.

(3) 이뮤노시아닌은 TF 항원(종양 특이적 항원)에 대한 항체를 생성하여 방광암뿐만 아니라 거의 모든 종양에서 암세포를 용해시킨다.

● TF 항원(종양 특이적 항원)

헤모시아닌은 'Galβ1-3 GalNAc톰슨 프라이덴리히 항원=TF 항원=CD176'를 가진 올리고당 항원결정기를 가지고 있어 면역 반응이 가능[49]하다.

헤모시아닌을 투여하면 TF 항원에 대한 정보를 전달받은 B 세포가 활성화되어 항-KLH 항체를 생성하고, 항-KLH 항체는 암세포에 발현되어 있는 TF 항원과 '항원-항체 반응'을 일으켜 암세포를 용해시킨다.

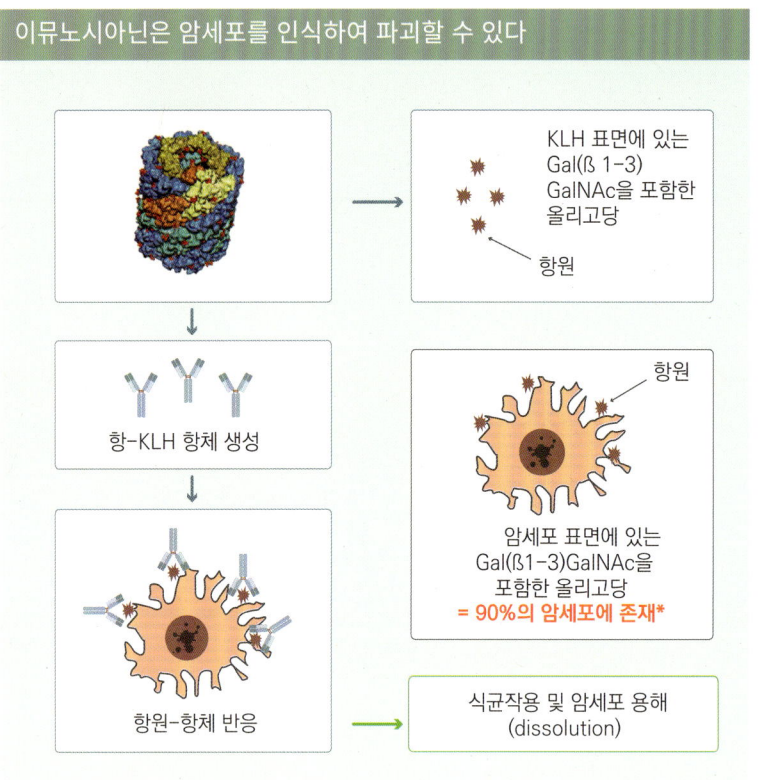

이뮤노시아닌은 암세포를 인식하여 파괴할 수 있다

---

49 Wirguin I, Suturkova-Milosevic L, Briani C,: Keyhole Limpet Hemocyanin contains Gal(b1-3)-GalNAc determinants that are cross-reactive with the T antigen. Cancer Immunol Immunother 1995; 40: 307-310

● **TF 항원은 방광암뿐만 아니라 거의 모든 암종에서 발현된다.**

TF 항원은 방광암 등 특정한 암 종에만 발현되는 것이 아니라 90% 이상의 암세포에 존재한다는 것이 밝혀졌다.

[TF 항원이 발현된 암]

위암	TF 항원: 위암에서 현미부수체 불안정성MSI에 대한 고도로 민감하고 특이적인 예측 지표[50]
	위암 환자에서 종양 관련 TF 항원에 숨겨진 IgG 항체: 렉틴 반응성, 결합 및 임상 관련성[51]
유방암	유방암 환자에서 종양 진행 동안 TF 항원의 증가된 발현[52]
	유방암 환자에서 TF 항원 특이적 항체 특성[53]
	유방암 전이에서 TF 항원 및 Tn 항원의 역할[54]
	TF 항원의 면역염색을 통한 혈액 검체 내 유방암 세포의 검출[55]
	유두흡인물 내 TF 항원 및 Tn 항원: 유방암 발견을 위한 탄수화물 생체지표[56]
대장암	대장암 환자에서 항 TF 항원 항체 다양성의 특성[57]

50 Mereiter S et al. J Clin Med. 2018 Sep 5;7(9). The Thomsen-Friedenreich Antigen: A Highly Sensitive and Specific Predictor of Microsatellite Instability in Gastric Cancer

51 Kurtenkov O, Klaamas K. Biomed Res Int. 2017;2017:6097647. Hidden IgG Antibodies to the Tumor-Associated Thomsen-Friedenreich Antigen in Gastric Cancer Patients: Lectin Reactivity, Avidity, and Clinical Relevance

52 Wolf MF et al. Tumour Biol. 1988;9(4):190-4. Increased expression of Thomsen-Friedenreich antigens during tumor progression in breast cancer patients

53 Kurtenkov O et al. Biomed Res Int. 2018 Jul 15;2018:9579828. The Thomsen-Friedenreich Antigen-Specific Antibody Signature in Patients with Breast Cancer

54 Kölbl AC et al. Histol Histopathol. 2016 Jun;31(6):613-21. The role of TF-and Tn-antigens in breast cancer metastasis

55 Andergassen U et al. Future Oncol. 2013 May;9(5):747-52. Detection of breast cancer cells in blood samples by immunostaining of the Thomsen-Friedenreich antigen

56 Kumar SR et al. Clin Cancer Res. 2005 Oct 1;11(19 Pt1):6868-71. Thomsen-Friedenreich and Tn antigens in nipple fluid: carbohydrate biomarkers for breast cancer detection

57 Kurtenkov O, Bubina M, Klaamas K. Exp Oncol. 2018 Mar;40(1):48-58. Signatures of anti-Thomsen - Friedenreich antigen antibody diversity in colon cancer patients

난소암	p53은 난소암에서 탄수화물 암 줄기세포 마커 TF1CD176의 예후적 중요성을 결정한다[58]
	인간 난소암에서 Mucin 탄수화물 항원T, Tn, Sialyn-Tn: 병리조직학 및 예후와의 관계[59]
간암	CD176 단일 체인 가변 항체 단편은 내피 세포 및 간세포에 대한 암세포의 부착을 억제한다[60]
	간세포성 암종 및 전암성 간병변에서 MUC1, TF 항원, Tn, Sialosyl-Tn, Alpha2,6-링크된 시알산의 발현[61]
갑상선암	유두상 갑상선암에서 MUC1 및 CD176 TF 항원 발현[62]
백혈병	CD176 항혈청 치료는 백혈병의 쥐 모델에서 치료적 반응을 유도한다[63]
	인간 백혈병 세포에서 CD176 항체로 유도된 세포사멸 기전[64]
	인간 백혈병 세포에서 CD175Tn, CD175sSialosyl-Tn, CD176TF 항원 발현[65]
췌장암	췌장암 환자에서 TF 항원에 대한 지연성 피부과민반응[66]
대장암	TF 항원은 대장암에서 예후 인자로 나타난다: 264명 환자 임상병리연구[67]

58 eublein S et al. J Cancer Res Clin Oncol. 2016 Jun;142(6):1163-70. p53 determines prognostic significance of the carbohydrate stem cell marker TF1(CD176) in ovarian cancer

59 Ghazizadeh M et al. Hum Pathol. 1997 Aug;28(8):960-6. Mucin carbohydrate antigens (T, Tn, and sialyl-Tn) in human ovarian carcinomas: relationship with histopathology and prognosis

60 Liu J, Yi B, Zhang Z, Cao Y. Front Med 2016 Jun;10(2):204-11. CD176 single-chain variable antibody fragment inhibits the adhesion of cancer cells to endothelial cells and hepatocytes

61 Cao Y et al. Virchows Arch. 1999 Jun;434(6):503-9. Expression of MUC1, Thomsen-Friedenreich antigen, Tn, sialosyl-Tn, and alpha2,6-linked sialic acid in hepatocellular carcinomas and preneoplastic hepatocellular lesions.

62 Xiang-xiang Zhan et al. Endocr Pathol. 2015;26: 21-26. Expression of MUC1 and CD176(Thomsen-Friedenreich antigen) in Papillary Thyroid Carcinomas

63 Yi B et al. 2013 Oct;30(4):1841-7. CD176 antiserum treatment leads to a therapeutic response in a murine model of leukemia

64 Yi B et al. Int J Oncol. 2011 Jun;38(6):1565-73. Mechanisms of the apoptosis induced by CD176 antibody in human leukemic cells

65 Cao Y et al. Int J Cancer. 2008 Jul 1;123(1):89-99. Expression of CD175 (Tn), CD175s (sialosyl-Tn) and CD176 (Thomsen-Friedenreich antigen) on malignant human hematopoietic cells

66 Goodale RL et al. J Surg Res. 1983 Oct;35(4):293-7. Delayed-type cutaneous hypersensitivity to Thomsen-Friedenreich(T) antigen in patients with pancreatic cancer

67 Baldus SE et al. Cancer. 2000 Apr 1;88(7):1536-43. Thomsen-Friedenreich antigen presents as

폐암	폐 선암에서 불량한 예후 지표로서 TF 항원 발현[68]
전립선암	인간 유방암 및 전립선 암 세포의 내피세포 부착에 있어 TF 항원의 역할[69]
자궁내막암	자궁내막암 선암에서 Mucin1, TF 발현 및 갈렉틴-1 결합: 면역조직화학적 분석[70]
식도암	식도 편평상피세포암에서 Mucin 관련 탄수화물 핵심 항원TF 항원 발현[71]
90% 암	암 진행 및 전이에서 종양 태아성 TF 항원과 갈렉틴과의 상호작용[72]
	암 진행에 있어 종양 태아성 TF 탄수화물 항원[73]

● **TF 항원은 암세포의 악성도가 높거나 전이가 많이 될수록 많이 발현된다.**

TF 항원은 T-Crypt Antigen이라고도 불리는데, '숨겨진'이라는 의미가 있다.

Crypt라는 단어에서도 알 수 있듯이 정상 세포에서 TF 항원은 당류(N-아세틸뉴라민산)와 결합하여 완벽하게 가려져 있다가, 암세포가 되면 세포막이 비정상적으로 당질화되면서 TF 항원과 다른 당류의 결합이 끊겨 가려져 있던 있던 TF 항원이 비로소 표면에 드러나게 된다.

TF 항원은 방광암을 비롯한 90%의 암세포에서 발현[74]되며, 암의 진행 및 전이가

a prognostic factor in colorectal carcinoma: A clinicopathologic study of 264 patients

68   Takanami I. Oncol Rep. 1999 Mar-Apr;6(2):341-4. Expression of Thomsen-Friedenreich antigen as a marker of poor prognosis in pulmonary adenocarcinoma

69   Glinsky VV et al. Cancer Res. 2001 Jun 15;61(12):4851-7. The role of Thomsen-Friedenreich antigen in adhesion of human breast and prostate cancer cells to the endothelium

70   Mylonas I et al. Anticancer Res. 2007 Jul-Aug;27(4A):1975-80. Mucin 1, Thomsen-Friedenreich expression and galectin-1 binding in endometrioid adenocarcinoma: an immunohistochemical analysis

71   Flucke U et al. Anticancer Res. 2001 May-Jun;21(3C):2189-93. Expression of mucin-associated carbohydrate core antigens in esophageal squamous cell carcinomas

72   Sindrewica P, Lian LY, Yu LG. Front Oncol. 2016 Mar 31;6:79. Interaction of the Oncofetal Thomsen-Friedenreich Antigen with Galectins in Cancer Progression and Metastasis

73   Yu LG.Glycoconj J. 2007 Nov;24(8):411-20. The oncofetal Thomsen-Friedenreich carbohydrate antigen in cancer progression

74   TF 항원 발현 암종: 방광암, 간암, 폐암, 유방암, 난소암, 유두 갑상샘암, 위암, 대장암, 전립선암, 췌장암, 흑색종, 백혈병 세포 등에서 발현된다.

많이 진행될수록 많이 발현된다.

위암세포에서의 TF 항원 발현

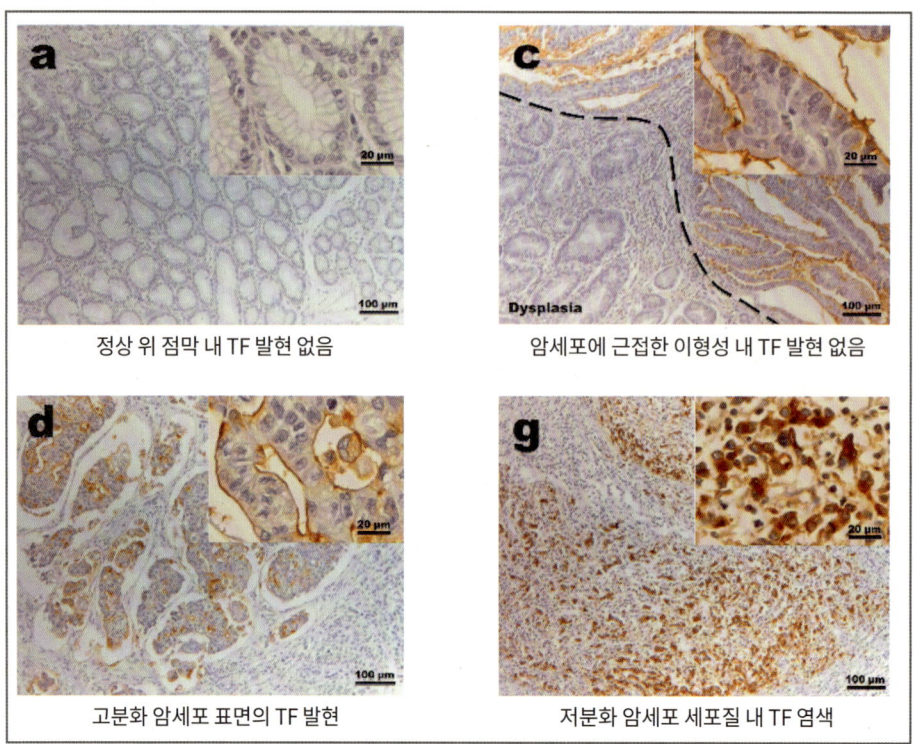

위암 세포에서 면역조직화학염색을 통해 TF 항원 발현 양상을 확인한 결과, 정상 위 점막세포에서는 TF 항원이 발견되지 않았고, 암세포에 근접한 전암 병변에서도 TF 항원은 발견되지 않았다. 그러나 고분화 암세포 표면에서는 TF 항원을 확인할 수 있었으며 악성도, 전이도가 높은 저분화 암세포에는 세포 표면뿐만 아니라 세포 내부에서도 TF 항원이 확인[75]되었다.

---

75 Sindrewocz, P., et al.: Interaction of the oncofetal Thomsen-Friedenreich antigen with galectins in cancer progression and metastasis. Front. Oncol. (2016); 6:79. doi: 10.3389/fonc.2016.00079

TF 항원은 갈락토스, 엔-아세틸글루코사민 2개의 탄수화물로 구성된 탄수화물 단백질원이다. 정상세포가 암세포로 전환되면 세포의 표면은 당질화 과정이 가속되기 때문에 암이 진행될수록 TF 항원의 발현이 많아지는 것이다.

따라서 암이 전이되고 재발된 암일수록 TF 항원의 발현이 높기 때문에 이뮤노시아닌의 용량을 증가시켜 투여하는 원리가 된다.

● 이뮤노시아닌의 암백신 원리와 기능

- 인체의 면역은 선천적 면역과 후천적 면역으로 구분된다.
- 외부의 항원이 침입할 경우 면역체계가 작용하여 특이적, 비특이적 면역이 반응한다.
- 이뮤노시아닌은 비특이적 면역반응을 유도할 뿐 아니라 유도된 항-KLH 항체는 암세포에 부착되어 암세포임을 표시하는 낙인을 찍고, 활성화된 T 세포가 이것을 감지하여 암세포를 공격한다.
- 항원-항체 반응은 매우 강한 면역반응이다. 이것이 백신의 원리이다.

이뮤노시아닌의 강력한 항원-항체 반응을 통한 암백신으로의 작용 메커니즘을 부정하는 것은 백신의 개념을 부정하는 것과 동일하다.

(4) 차세대 면역항암제 기능을 수행하는 이뮤노시아닌

이뮤노시아닌이 차세대 면역항암제의 역할을 수행하는 것은 인체의 면역세포를 온전히 깨울 뿐만 아니라 항체를 통해 면역세포가 정상세포와 암세포를 구분하기 때문이다.

면역항암제의 기능은 면역반응이 활성화된 후 어떤 일이 일어나는지가 중요한데 수많은 면역활성제가 있지만 T 세포 또는 NK 세포를 활성화하는 수준에서 끝나고, 활성화 된 다음의 내용을 말해주지 않는다.

일반적으로 암환자들은 면역이 떨어져 있다고 생각해서 면역을 강화시키려 한다. 면역에 좋다고 흉선추출물싸이모신 알파-1을 투여하면 무조건 좋을까? 면역증강제로 사용되고 있는 많은 제제들은 면역세포를 잘 성장시키는 비료와 같다.

중요한 것은 면역의 감지능력이 제대로 작동되지 않는다면 면역세포는 '어떤 것이 암세포'이고, '어떤 것이 정상세포'인지를 구분하지 못하고, 결국 암으로 진행된다. 이렇게 생성된 암세포는 면역을 피하기 위한 가면을 쓰거나, 면역을 억제하는 단백질을 분비하는 등 다양한 면역회피기전을 통해 더욱 악성으로 진행되는 것이다.

그렇기 때문에 인위적으로 T 세포를 활성화시키고 NK 세포를 외부에서 배양하여 인체에 주입한다 할지라도 암세포임을 인식하는 기능이 떨어져 있다면 큰 효과를 기대할 수 없다.

또 암세포는 NK 세포의 활성을 억제하는 물질을 분비하고 있기 때문에, 이 물질을 차단하고 비활성화 시킬 수 있는 물질을 함께 투여하지 않는다면 아무리 외부에서 NK 세포를 배양해서 투여한다 하더라도 큰 효과를 기대하기 어렵다.

이뮤노시아닌은 인체의 면역체계를 깨우고 활성화시켜 면역세포들로 하여금 암세포를 감지하여 공격하게 할뿐더러, 암세포 표면에 붙어 있는 TF 항원에 대한 항원-항체 반응을 통해 암세포를 제거하는 기능을 수행하는 면역항암제의 역할을 한다.

[암 종류별 이뮤노시아닌의 투여 근거]

림프종	소포성 림프종 환자에서 리툭시맙 치료 이후의 Mutimprotimut-TKLH에 접합된 유전형ID 단백질 백신과 과립구 대식세포 콜로니자극인자를 이용한 환자 특이적 면역요법에 대한 위약 대조군 제 3상 임상시험[76]
대장암	대장암 환자에서 체외에서 CD40L로 활성화된 수지상 세포 백신에 관한 무작위 배정 임상시험: 종양 특이적 면역 반응은 개선된 생존과 연관된다[77]
유방암	전이성 유방암에서 Sialyn-TNSTn-KLH 백신에 대한 다기관 제 3상 임상시험[78]
	전이성 유방암 환자에서 내분비요법과 Sialyn-TN-KLH 백신 병용의 생존 이득: 대규모 무작위 임상시험의 사후 post-hoc분석[79]
림프종	소포성 림프종에서 KLH에 접합된 유전형 ID 단백질로 백신 접종된 군과 대조적으로 KLH만 백신 접종된 군의 무진행생존 비교[80]
흑색종	KLH 백신이 접종된 흑색종 환자에서 KLH 특이적 B 세포의 동역학적 변화[81]
교모세포종	새로 진단된 EGFRvIII 발현 교모세포종 환자에서 테모졸로마이드와 린도페피무트의 병용 ACT IV: 무작위 배정, 이중맹검, 다국적 제 3상 임상시험[82]
뇌교교종	새로 진단된 미만성 내재성 뇌교교종 환자에서 동종의 종양 세포 용해물이 주입된 자가 수지상 세포 백신 투여로 발생된 면역 반응[83]

76 FREEDMAN, Arnold, et al. Placebo-controlled phase III trial of patient-specific immunotherapy with mitumprotimut-T and granulocyte-macrophage colony-stimulating factor after rituximab in patients with follicular lymphoma. Journal of clinical oncology, 2009, 27.18: 3036.

77 BARTH JR, Richard J., et al. A randomized trial of ex vivo CD40L activation of a dendritic cell vaccine in colorectal cancer patients: tumor-specific immune responses are associated with improved survival. Clinical Cancer Research, 2010, 16.22: 5548-5556.

78 MARTIN, Miguel, et al. Phase III Multicenter Clinical Trial of the Sialyl-TN (STn)-Keyhole Limpet Hemocyanin (KLH) Vaccine for Metastatic Breast.

79 IBRAHIM, Nuhad K., et al. Survival advantage in patients with metastatic breast cancer receiving endocrine therapy plus sialyl Tn-KLH vaccine: post hoc analysis of a large randomized trial. Journal of Cancer, 2013, 4.7: 577.

80 LEVY, Ronald, et al. Active idiotypic vaccination versus control immunotherapy for follicular lymphoma. Journal of clinical oncology, 2014, 32.17: 1797.

81 WIMMERS, Florian, et al. Monitoring of dynamic changes in Keyhole Limpet Hemocyanin (KLH)-specific B cells in KLH-vaccinated cancer patients. Scientific reports, 2017, 7.1: 1-9.

82 WELLER, Michael, et al. Rindopepimut with temozolomide for patients with newly diagnosed, EGFRvIII-expressing glioblastoma (ACT IV): a randomised, double-blind, international phase 3 trial. The Lancet Oncology, 2017, 18.10: 1373-1385.

83 BENITEZ-RIBAS, Daniel, et al. Immune response generated with the administration of

흑색종 & 대장암	수지상 세포 기반 면역요법으로 치료된 암환자의 체액성 항-KLH 반응은 다양한 백신 파라미터에 의해 지시된다[84]

(5) 이뮤노시아닌은 새로운 개념의 항원이다.

항원은 면역을 작동시키는 물질이지만 모든 항원이 면역을 작동시키지 않는다.

생각해보라. 우리는 일상생활 속에서 얼마나 많은 항원에 둘러싸여 있는가? 모든 항원이 면역을 작동시킨다면 눈물, 콧물, 발열 등으로 일상생활이 어려워 질것이다. 항원이 항체를 생성하는 강한 면역반응을 유도하기 위해서는 면역계가 이 항원을 적으로 인식하고 기억하게 된다. 이것은 항원에 대한 면역을 획득하는 과정으로 이 과정을 거쳐 우리 몸에서는 획득면역이 생성된다. 그래서 항원이 재유입 되었을 때 빠르게 기억된 항체를 생성하여 인체를 보호할 수 있다.

이러한 개념에서 캘리포니아 바다 달팽이의 혈액에서 추출한 헤모시아닌KLH을 안전하게 분리·정제한 이뮤노시아닌을 투여하면 인체는 이것을 '위험한 항원'으로 인식해서 면역체계를 작동시킨다.

이뮤노시아닌은 캘리포니아 연안에서 서식하는 바다달팽이의 혈액에서 추출한 거대분자량을 가진 단백질로, 인체에 유입되면 면역계는 마치 세균이나 바이러스가 침입한 것처럼 인식하여 선천적 면역과 후천적 면역을 모두 작동시킨다.

---

autologous dendritic cells pulsed with an allogenic tumoral cell-lines lysate in patients with newly diagnosed diffuse intrinsic pontine glioma. Frontiers in oncology, 2018, 8: 127.

84 AARNTZEN, Erik HJG, et al. Humoral anti-KLH responses in cancer patients treated with dendritic cell-based immunotherapy are dictated by different vaccination parameters. Cancer Immunology, Immunotherapy, 2012, 61: 2003-2011.

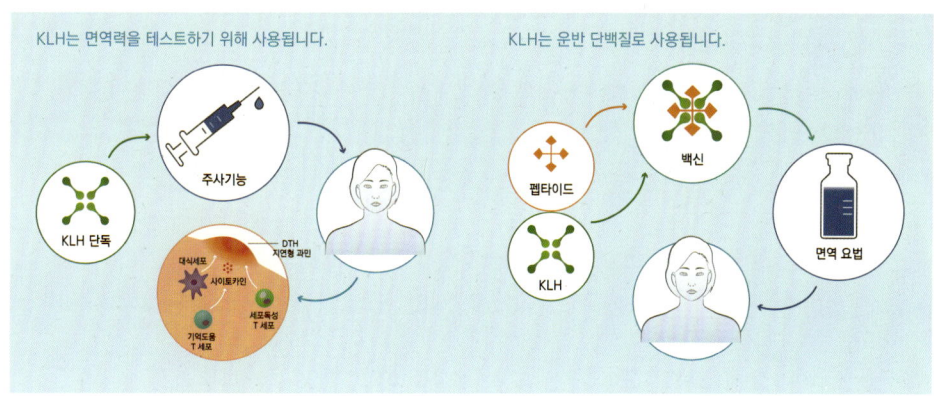

이뮤노시아닌을 투여하면 감기에 걸린 것처럼 열이 나고 힘이 없는 것은 자연스러운 반응이다.

면역계가 바이러스나 세균처럼 이뮤노시아닌을 인식하기 때문에 이러한 반응은 자연스럽게 나타날 수 있다. 이뮤노시아닌을 투여하면 가장 먼저 활성화된 비특이적 면역인 대식세포와 NK 세포는 암세포도 죽이지만 바이러스, 세균 등을 직접 제거하기도 한다. 그러한 이유로 이뮤노시아닌을 암환자에게 코로나 등의 바이러스에 대한 면역력을 획득하기 위해 투여할 수 있는 것이다.

그 다음 약간의 시간을 두고 특이적 면역인 '항체'를 만들어 내는데 이뮤노시아닌과 암세포는 공통의 TF 항원을 가지고 있다. 아무런 관련도 없는 이 두 객체가 항원이라는 공통점을 가지고 있는 것은 신이 주신 선물이라고 생각된다.

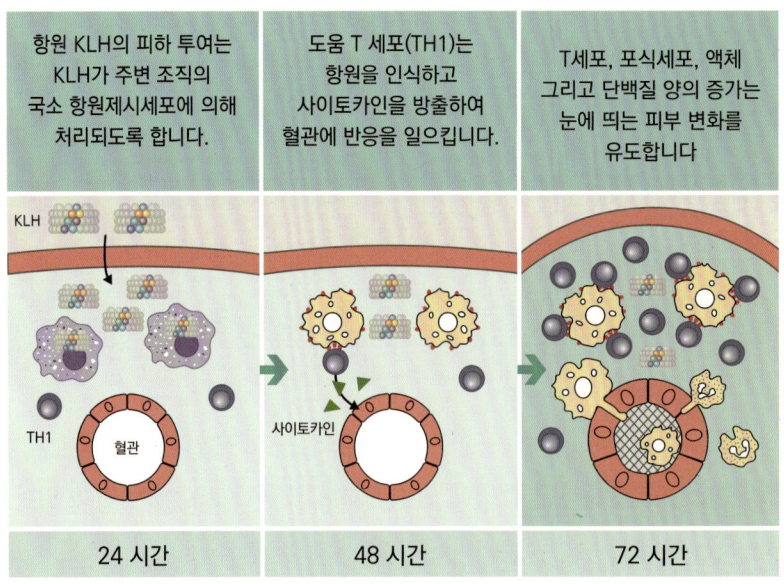

면역활성화 과정

(6) 이뮤노시아닌을 주성분으로 한 이뮤코텔이 암환자에게 알려지지 않는 이유는 무엇인가?

이뮤노시아닌이 TF 항원에 대항하는 항체를 생성하여 암세포를 공격한다는 것은 능동적인 개념의 이론이다. 수많은 연구가들에게 능동적 치료 개념의 이뮤노시아닌은 생각하지 못한 것이었다. 지금까지 많은 연구가들은 수동적인 개념 속에서 인체 밖에서 무엇인가를 생성하여 인체에 주입시키는 것에만 익숙해져 있기 때문이다. NK 세포를 배양시켜 넣어주고, 인위적으로 면역세포를 생성시키는 인자를 넣어서 면역세포를 깨우려 하거나, T 세포의 기능을 인위적으로 높이기 위한 PD-1과 PDL-1 항체를 넣는 방법 등만 강구해왔다.

면역항암치료가 면역증강의 목적이 아닌 스스로 암세포를 감지하고, 공격하여 제거시키는 것이라고 한다면 인체 면역계가 스스로 작동할 수 있도록 하는 물질을 투여해야 된다.

면역계가 스스로 작동해서 인체를 보호하는 면역 메커니즘을 이해하지 못해서 시간이 걸릴 수는 있어도 '기본적으로 인체의 면역체계가 정상화되어야 어떤 치료를 하더라도 효과를 높일 수 있다.'는 것을 이해하게 된다면 이뮤코텔이 모든 암치료에 기본적으로 적용될 수 있을 것이다.

이뮤코텔이 면역체계를 깨워서, 면역계가 스스로 암세포를 감지하고 공격할 수 있게 한다는 것은 능동적인 개념의 새로운 면역치료이다.

3) 고용량 아셀렌산나트륨(High Dose selenase)과 이뮤노시아닌의 면역항암 기능

(1) 면역의 기능

외부에서 바이러스나 세균과 같은 병원균이 침입하면 인체의 면역시스템이 작동된다.

항원이 몸 안에 들어온 것을 감지하고 방어에 나서기 위해 피부와 콧물 등의 점액질, 땀 등이 1차적 방어전선에 나선다. 그럼에도 불구하고 막지 못하게 되면 2차 방어기제인 대식세포, NK 세포, 단백질 보체 시스템Complement System등이 활성화된다.

대식세포는 항원을 집어삼키고, 항원을 제시하여 도움을 요청하는 역할을 한다. NK 세포는 침입 한 세포에 구멍을 내서 터뜨려 파괴하며, 단백질 보체 시스템은 병원균 제거가 용이하도록 돕는다. 여기까지가 선천적 면역으로 선천적 면역에서 해결이 안 되면 후천적 면역체계가 작동한다. 후천적 면역은 B 세포와 T 세포가 있는 척추동물에만 존재한다.

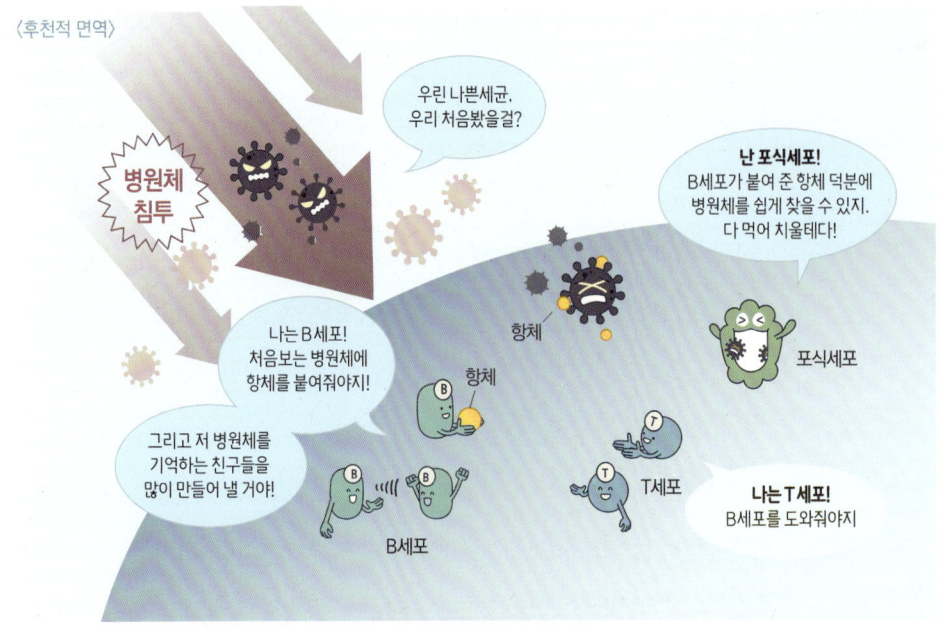

● 선천적 면역과 후천적 면역을 연결하는 수지상 세포 Dendritic Cell

B 세포 등은 수지상 세포로부터 항원의 정보를 받아, 항체를 만들어 항원 제거에 나선다. 그리고 T 세포 중 T helper 1은 대식세포와 NK 세포가 활동하도록 하여 감염된 세포를 처리하거나 직접 항원을 처리하고, T helper 2는 대식세포가 활동을 잘 할 수 있도록 혈관을 확장 시킨다.

상처 입었을 때 염증이 생기고 붓는 것은 NK 세포가 외부 침입자를 삼키는 과정이고 소포성보조 T 세포 Follicular T Helper, TFH[85]는 B 세포가 항체를 만드는 것을 도와준다. 후천적 면역 세포들은 항원을 학습하여 항체를 생산하기 까지 일정 시간이 소요된다.

---

85 소포성 보조 T 림프구(TFH)는 우리 몸 구석구석에 존재하는 '림프절'의 소포에 존재하는 림프구로, B 림프구의 항체 종류 전환과 체성 과변이(somatic hypermutation)를 유도한다.

수지상 세포는 병원균을 삼키고 단백질을 분해하여 세포 표면에 표시함으로써 T 세포에 항원을 제시하는 식세포이며, T 세포를 활성화해서 세포 표면 수용체의 양을 늘려 T 세포 활성 능력을 증가시킨다.

수지상 세포는 골수에서 생성되어 혈액 내에서는 미성숙 상태로 존재하며 나뭇가지 모양이다. 미성숙 상태의 수지상 세포는 바이러스나 박테리아와 같은 병원균을 찾아 주변을 끊임없이 정찰한다. 그러다가 항원과 접촉하면 병원균을 포식하여 분해하고, 분해된 병원균의 단백질을 세포 표면에 표시함으로써 T 세포에 항원을 제시한다. 그와 동시에 세포 표면 수용체의 발현을 증대시켜 T 세포를 활성화를 향상시킨다.

이후 수지상 세포는 비장 또는 림프관을 통해 림프절로 이동하여 항원 제시세포로 작용하면서 항원을 특정 사이토카인과 같이 제공하여 림프구의 B 세포와 T 헬퍼 세포와, T 킬러 세포, NK 세포를 활성화시킨다. 또한 기억 T 세포 뿐만 아니라 미경험 T 세포도 활성화시켜 항원을 제시하는 데 있어 가장 강력한 능력을 갖고 있는 세포이다.

● **수지상 세포와 항암작용**

종양 및 종양 미세 환경은 수지상 세포의 기능을 억제시키거나 종양표식항원을 감추는 면역회피기전을 유도한다.

2016년 일본의 암 전문 병원인 세렌 클리닉에서 수지상 세포백신을 간암 환자에게 임상한 결과 수지상 백신 요법을 받지 않은 환자들의 54명 암이 재발되지 않은 평균 기간은 12.6개월이고, 전체 생존기간은 41개월이었던 반면, 수지상 세포 백신 요법을 받은 환자 42명의 경우 재발되지 않았던 평균 기간은 24.5개월이었고, 전체 생존기간은 97.7개월이었다.

그리고 수지상 백신 치료를 받은 42명 중 5년 후까지 생존한 환자는 18명이고, 그중에 9명은 재발하지 않았다.

(2) 수지상 세포의 활성과 성숙을 유도하는 이뮤노시아닌[86]

헤모시아닌은 1차 항원 특이적 T 세포 반응을 연구하기 위한 면역원으로 사용되는 이종항원이며 최적의 담체 품질을 가진 백신 성분으로 생체 내에서 사용된다.

2018년 진행된 연구결과에 따르면 헤모시아닌이 수지상 세포의 활성 및 성숙을 촉진할 뿐 아니라 수지상 세포의 반응에 의해 인터루킨-10과 인터루킨-12의 생산을 자극한다는 것이 밝혀졌다. 또한 이뮤노시아닌의 투여는 Gamma-IFN, Alpha-IFN, IL-1a, IL-2 활성화 및 CD4, B 세포 활성화를 통해 체액성 면역력을 증강 시키고, 대식세포, NK 세포, CD8 활성화를 통해 직접 세포 독성 효과를 나타낸다.

이뮤코텔은 항암치료의 효과를 높이거나 부작용을 감소시키는 보완적 요법과 수지상 세포 백신과 같은 암 백신의 효과를 높이는 면역증강제[87], 고용량 셀레나제와 함께 투여하여 암 재발, 전이를 예방하는 면역항암제로 사용되고 있다.

(3) 이뮤노시아닌^{이뮤코텔}과 아셀렌산나트륨^{셀레나제}의 병행은 면역항암제 기능을 수행한다.

통합의학적 암치료의 핵심은 면역 암치료이다.

면역 암치료는 암으로 진단받자마자 시작해야 하는데, 많은 암환자들이 암으로 진단받고 정신없이 수술, 항암, 방사선을 진행하다가 면역 암치료의 시기를 놓치게 된다.

이렇게 될 경우 현대의학적 표준치료의 한계에 직면하게 되고 면역이 저하되어

---

86 PRESICCE, Pietro, et al. Keyhole limpet hemocyanin induces the activation and maturation of human dendritic cells through the involvement of mannose receptor. Molecular immunology, 2008, 45.4: 1136-1145.

87 Daniel BR et al. Fron. Oncol. 26 April 2018. Immune Response Generated With the Administration of Autologus Dendritic Cells Pulsed With an Allogenic Tumoral Cell-Lines Lysate in Patients With Newly Diagnosed Diffuse Intrinsic Pontine Glioma.

수많은 합병증과 후유증으로 치료 효과가 오래 지속되지 못하게 되는 것이다. 또한 암세포는 다양한 면역회피기전을 가지고 있기 때문에 근본적으로 암세포의 면역회피기전을 제거할 수 있는 기능을 강화하는 것이 중요하다.

이러한 기능을 수행하는 핵심물질은 아셀렌산나트륨셀레나제**과 이뮤노시아닌**이뮤코텔**의 병행이다.**

암을 치료하기 위한 다양한 방법들이 있지만 가장 중요한 것은 본연의 면역기능을 회복시켜 암세포의 면역회피 기전을 제거하고, 면역세포가 자체적으로 암세포를 사멸시키는 것이 부작용 없이 안전하게 암세포를 제거하는 확실한 방법이다.

암세포의 항원에 대응하는 항체를 생성하여 항원-항체 반응에 의해 암세포를 사멸시키는 것이 이뮤노시아닌이고, 염증의 경로를 줄여 암세포의 면역회피기전을 감소시켜 주는 것이 아셀렌산나트륨이다. 특히 고용량 셀레나제High Dose selenase는 암세포에 축적되어 있는 글루타치온의 함량을 떨어뜨려 직접적으로 암세포를 사멸시키는 메커니즘을 갖는다.

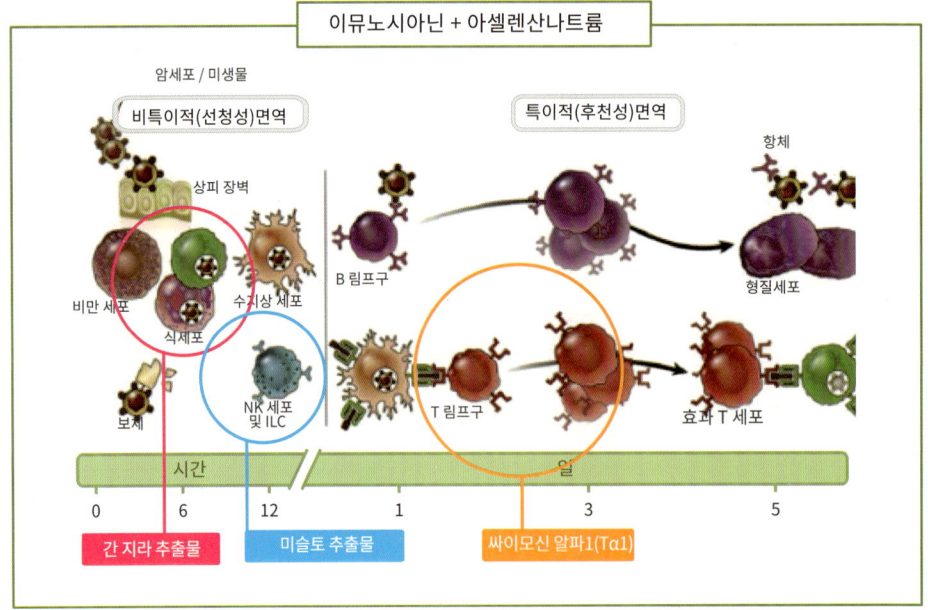

- 미슬토 추출물 : 비특이적 면역반응 중 NK 세포 활성화
- 간 지라 추출물 : 식세포 활성화
- 싸이모신 알파1 : 특이적 면역반응 중 T 세포 활성화
- 이뮤노시아닌 + 아셀렌산나트륨 : 비특이적 면역과 특이적 면역 동시에 활성화

Abbas, A.K., Lichtman, A.H., Pillai, S.: Basic Immunology – Functions and Disorders of the Immune System. 6th ed. Elsevier, Philadelphia 2019.

4) 시스테믹 온열치료 Systemic Hyperthermia : NIR Photo-Therathermia

(1) 온열치료의 역사

인류는 4,000년 전부터 질병을 치료하기 위한 수단으로 열을 활용하였고, 의학의 아버지 히포크라테스는 "열로 치료되지 않는 병은 치료가 불가능하다."라고 서술하였다. 바그너 박사 Dr.Julius Wagner-Jaureg, 1857-1940는 1927년 열을 이용해 말라리아를 치료하여 노벨상을 받을 만큼 열은 인체의 면역과 치료에 중요한 역할을 한다.

치료를 위한 목적으로 심부의 온도를 올릴 수 있는 방법은 두 가지가 있다.

약물을 주입하여 인체가 자체적으로 열을 발생시키도록 도와주는 방법Active Hyperthermia과 전신 온열치료 또는 국소 온열치료 등을 이용하여 외부에서 열을 직접 주입시키는 방법Passive Hyperthermia이다. 외부에서 열을 주입시켜 질병을 치료하는 방법은 인류 최초로 전자현미경을 발명한 독일의 아덴박사Dr. Manfred von Ardenne, 1907-1997가 1965년 최초의 전신온열기를 만들면서 시작되었다.

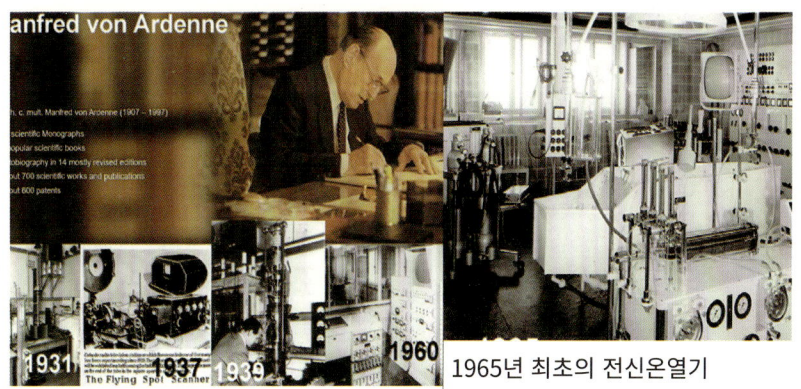

1965년 최초의 전신온열기

아덴박사는 1978년 전자기파를 이용한 국소 온열치료기를 개발하였고, 1981년 국소와 전신이 결합된 온열치료기를 개발하면서 심부의 온도를 높여 암을 치료하는 방법들이 본격적으로 연구되기 시작하였다.

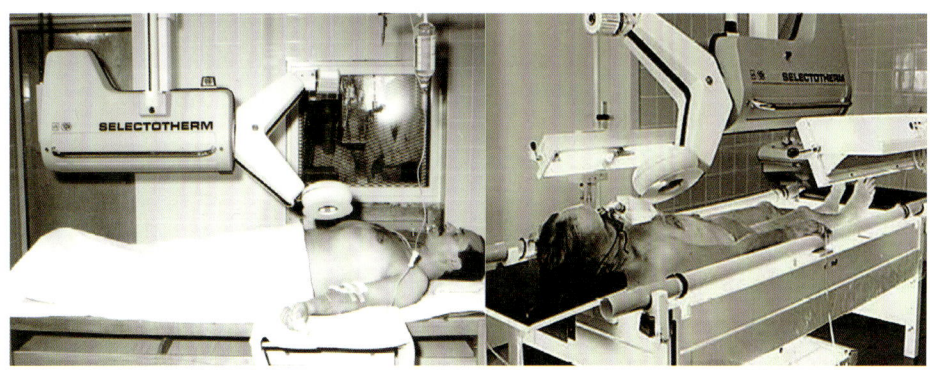

1978년 최초의 국소온열기

1981년 전신온열과 국소온열을 결합한 온열치료기 개발

아덴 박사와 더불어 통합의학의 선구자 하거 박사Dr. med. Dr. rer. nat. Dipl.-Phys. Erich Dieter Hager, 1947-2009는 특정 한 가지 치료법만으로는 결코 암을 치료할 수 없다는 임상적 결과를 토대로 다양한 온열치료와 항암치료, 생물의학적 치료를 결합한 '통합의학적 암치료'의 개념을 정립하여 현대의학적 표준치료의 부작용을 경감시키고 치료율을 향상시킬 수 있는 치료 개념을 개발하였다.

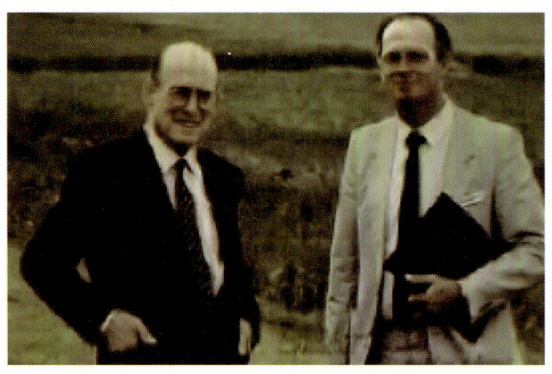

젊은 시절의 하거 박사(우측)와 아덴 박사(좌측)

(2) 온열치료의 시너지 효과

> 열은 심부근육, 전신, 심지어 정신까지 이완시킨다.

- 혈액 순환 향상은 세포 내부로 최적의 영양 및 산소를 수송하고, 대사성 노폐물 제거에 탁월하다(디톡스).
- 혈액 순환의 증가는 세포 대사를 최적화하고, 중요한 세포의 회복을 촉진한다.

- 체온이 1℃ 상승하면, 대사와 세포 회복 속도는 30%까지 향상된다.
- 영양소의 생체 흡수율이 향상된다.
- 면역세포의 식균작용이 증가한다.
- 38℃ 이상으로 체온이 향상되면 암세포의 발생이 억제된다.

열은 면역에 매우 중요하다.

암환자의 체온은 정상인에 비해 낮기 때문에 자연적 또는 인위적인 방법을 동원하여 심부 체온을 올려주는 노력은 반드시 필요하다. 열은 혈액 순환을 촉진시켜 세포에 영양과 산소를 공급하고, 대사 후 대사 산물의 배출을 돕는 등 인체 해독 기능을 촉진시킨다. 증가된 혈액순환은 세포 내 대사를 최적화시켜 세포를 복구하는 모든 과정에 관여하기 때문에 체온이 1℃가 올라가면 세포 내 대사 속도와 회복 속도는 30% 이상 향상된다.

암치료와 온열치료의 병행은 암세포에 있어서 영양에 대한 세포의 생물학적 가용성을 증가시키는 영양변환이 일어난다. 영양변환이 된 세포는 영양분 유입 시 더 민감하게 작용하여 세포 내로 영양분 흡수를 촉진하는데 이러한 원리를 이용하여 암세포의 세포독성제의 유입량을 늘릴 수 있다. 그리고 열은 NK 세포 및 대식세포의 작용을 증가시켜 암세포를 괴사시킬 뿐만 아니라 근육이완과 신체와 정신이 안정화되는 효과를 얻을 수 있다.

(3) 어떻게 열을 전달할 수 있을까?

인체는 37℃의 온도를 유지하기 위한 다양한 기전을 가지고 있기 때문에 심부의 온도를 올린다는 것은 결코 쉬운 일이 아니다. 예를 들어, 20℃의 추운 환경에서는 인체의 50%만이 심부 체온을 37℃로 유지하지만, 35℃인 환경에서는 인체 전체의 심부 온도가 37℃로 유지된다.

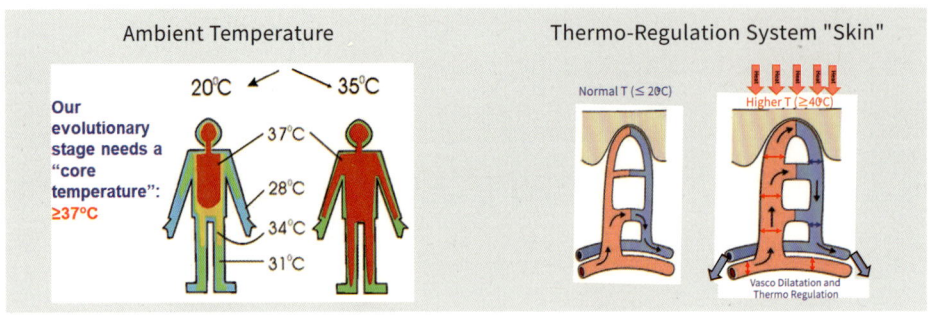

이러한 현상은 피부의 열조직 시스템에 의해 일어난다. 피부 표면의 심부 온도가 20℃보다 낮으면 인체 깊은 곳에서만 혈액이 순환되지만 피부 바깥쪽에서 열을 가하면 혈관 확장이 일어나 자동적으로 혈액 순환이 증가하여 심부로 열이 전달된다. 그래서 인체의 심부 온도를 올리는 가장 좋은 방법은 전체적으로 열을 주입하는 것이다. 이를 통해 체온을 항상 37℃로 유지할 수 있다.

암환자의 심부 온도를 올리기 위해 사용되는 방법은 전신 온열요법과 국소 온열요법이 있다.

(4) 암환자의 온열치료 목표 및 주요 생리변화.

심부 온도를 높이기 위한 목적으로 다양한 온열치료들이 개발되고 병행되어야 하는 이유는 각 치료의 목표 온도에 따라 인체와 암세포에 작용하는 기전이 다르기 때문이다.

전신 온열치료는 광에너지를 전신의 혈관에 투여하여 혈관이 확장되고, 이로 인해 혈류량, 대사량, 산소포화도 등이 증가하며, 면역기전이 강화되는 것을 목표로 한다. 이는 인체 자체의 암치료 기전을 촉진시키는 역할을 한다. 반면, 국소 온열치료는 주로 암세포의 직접적인 괴사 및 관해를 목적으로 한다.

Effekt \ Temperatur	moderate 38.0 - 40.0 ℃	imtermediary 40.0 - 41.5 ℃	extreme 41.5 - 44.0 ℃	ablative >45.0 ℃	extreme-ablative <100 ℃
혈류량	↑	↑ t ↓	↓↓	↓↓↓	↓↓↓↓ -necrosis
혈관	↑	↑	↓	↓↓↓	↓↓↓↓ -necrosis
신생혈관	↓	↓	↓↓	↓↓↓	↓↓↓↓ -necrosis
해당과정	(↑)	↑	↑↑	↑↑↑	↓↓↓↓ -necrosis
대사량	↑↑	↑	↓	↓↓	↓↓↓↓ -necrosis
투과성	↑	↑↑	↑↑	↑↑↑	↓↓↓↓ -necrosis
산소포화도	↑	↑ t ↓	↓↓	↓↓↓	↓↓↓↓ -necrosis
조직산증	(↑)	↑	↑↑	↑↑↑	↓↓↓↓ -necrosis
세포골격	=	=	↓	↓↓↓	↓↓↓↓ -necrosis
거대분자	=	=(↓)	↓	↑↑↑	↓↓↓↓ -necrosis
활성산소	=	↑	↑↑	↑↑↑	↓↓↓↓ -necrosis
유전적 조절	↑/↓	↑↑/↓↓	↑↑↑/↓↓↓	-	↓↓↓↓ -necrosis
DNA 복구 메커니즘	↑	↑↑	↓	↓↓↓	↓↓↓↓ -necrosis
생물 에너지	=	=	↓	↓↓↓	↓↓↓↓ -necrosis
암세포괴사/관해	∅	∅	±	+++	↓↓↓↓ -necrosis

전신온열치료 38-42℃ / 국소온열치료 42-50℃ / 하이푸 <100℃

Acc. Dr. Hager, Dr. Trogisch

	Potentiation 상승작용				Reduction 완화				Elimination /Disturbance	
	신진대사 (Metabolism)	면역시스템 (Immune System)	디톡스 (Detoxification)	생기 (Life Situation)	항염작용 (Anti-inflammatory)	통증 (Pain Processes)	스트레스 (Stress Potential)	독성화 (Toxification)	암세포 (Cancer Cell)	종양성장 (Growth of Tumors)
HIFU	-	+	-	-	-	-	+	-	+++	+
국소 온열치료	+	++	+	+	+	+	++	+	+++	++
전신 온열치료	++	++	++	+	++	++	++	++	++	++

    항암화학요법과 방사선 치료 과정에서 암환자들은 혈관 세포가 손상되어 혈관이 축소되고 혈류량과 대사량이 감소되어 있다. 그로 인해 혈관 질환 및 인체 신진대사와 면역 시스템이 저하되고 독소가 쌓여 생기가 없어진다.

    암환자에게 현대의학적 표준치료로 인한 염증, 통증 및 스트레스 관리를 위해서는 인체의 심부 온도를 39~40℃로 유지할 수 있는 전신 온열치료로 생체리듬을 조절하는 것이 중요하다. 이를 통해 염증과 통증을 완화하고 스트레스를 관리할 수 있다.

(5) 암치료에 있어서 전신 온열치료의 포지션 및 임상적 효과.

암치료에 있어서 전신 온열치료는 암세포 파괴, 해독작용, 염증 감소, 면역체계 강화, 신진대사 촉진 및 스트레스 감소 등 암치료 접근에 모두 사용되는 핵심 치료법이다. 따라서 암환자에게는 국소와 전신 온열치료를 비롯하여 천연 제제, 비타민, 미네랄 등의 생물의학적 제제를 병행하는 것이 매우 높은 시너지 효과를 나타내며, 암세포를 효과적으로 제어할 수 있다.

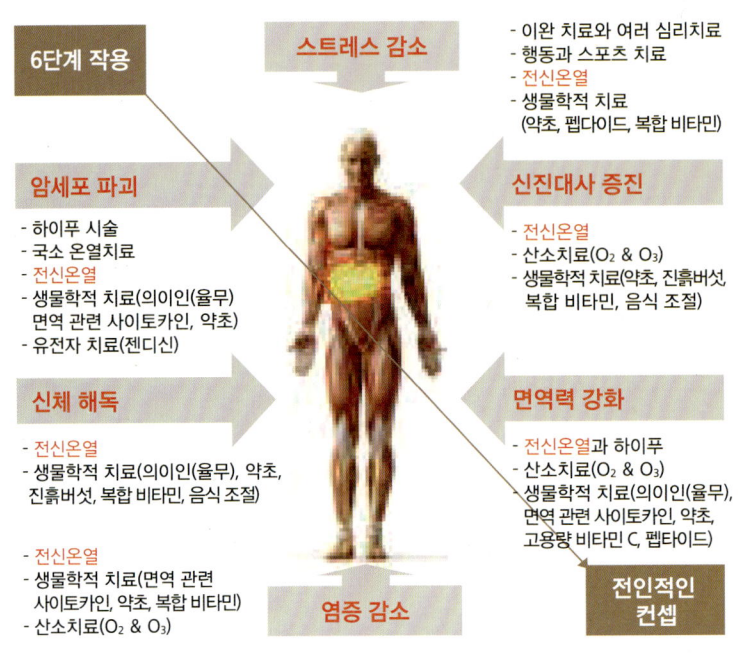

(6) 암환자의 면역과 NK 세포의 활성화.

● **면역은 선천성 면역과 후천성 면역이 있다.**

선천성 면역에는 NK 세포 등이 있고, 후천성 면역은 수지상 세포과 세포독성 T 세포 등이 있다. 선천성 면역은 인간이 태어날 때부터 가지고 태어나는 것으로 암세포가 어떠한 형태라는 것을 이미 알고 있어 별도의 학습이 필요 없는 반면, 후천성 면역인 수지상 세포는 암세포를 찾아 정보를 세포독성 T 세포에게 보내서 T 세포가 암세포를 공격하게 만드는 역할을 하기 때문에 선천성 면역을 어떻게 활성화 시킬 것인가가 관건이라고 할 수 있다.

● **암환자는 MHCMajor Histocompatibilty Complex가 감소되어 있다.**

암환자들은 공통적으로 MHC가 감소되어 있다. MHC의 감소는 면역체크포인트의 문제로 MHC가 감소되면 후천성 면역인 수지상 세포가 역할을 할 수 없기 때문에 정상 세포들 속에 숨어있는 암세포를 찾아내지 못한다. 그래서 MHC가 많이 감소한 암일수록, 면역세포의 기능이 저하되어 치료 효과는 떨어진다.

선천성 면역인 NK 세포는 암세포를 구분할 수 있는 능력을 선천적으로 가지고 있기 때문에, NK 세포를 활성화하는 것은 매우 중요하고, 온열치료는 NK 세포를 활성화시켜 암세포를 공격하게 한다. 즉, MHC가 많이 감소되어 있는 암 일수록 온열치료 효과가 뛰어난 암이라는 공식이 성립된다.

MHC가 많이 감소하는 대표적인 암	
• 유방암	81%
• 췌장암	76%
• 자궁경부암	90%
• 전립선암	74%
• 전이암	88%
• 육종암	62%
• 위암	32%

● **온열치료는 면역을 활성화시킨다.**

선천성 면역인 NK 세포를 활성화시킨다.

온열치료는 NK 세포를 활성화시키는 수용기receptor를 증가시키고, MHC 및 NK 세포의 세포독성 능력을 강화시킨다. 또한 암세포가 용해되는 반응률을 증가시킬 뿐 아니라 NK 세포의 항암 작용을 향상시키는 역할을 한다.

후천성 면역인 수지상 세포와 세포독성 T 세포를 활성화시킨다.

온열치료를 통해 NK 세포의 암세포 살상률은 증가되고 열충격단백질HSP, Heat Shock Protein을 생산하여 미성숙 수지상 세포 및 T 세포를 활성화시킬 수 있다. 그리고 T 세포와 NK 세포를 임파선으로 유도하여 암세포의 면역세포에 대한 민감성을 올릴 수 있는 역할을 수행하게 하는 등 온열치료는 암환자의 선천성 면역과 후천성 면역에 모두 관여하여 면역을 향상시킨다.

● **면역학적 관점에서 온열치료는 매일 치료하는 것을 권장한다.**

면역과 깊은 연관을 가지고 있는 열충격단백질은 여러 가지 방법으로 생성된다.

일부 온열치료를 하게 되면 열 내성이 생기므로 48시간 후에 치료를 재개해야 한다는 설이 있다. 만약 암세포를 직접 괴사시키기 위한 목적의 온열치료라 한다면 열 내성에 의해 암세포 내부의 온도가 잘 올라가지 않으므로 열충격단백질이 사라지는 48시간 후 치료를 재개한다는 이론이 맞을 수 있다.

하지만 열이 직접적으로 암세포를 괴사시키는 것이 아닌 면역치료라는 관점에서 살펴보면 열을 통해 면역 활동성이 증가되어 암세포를 죽이기 때문에 열충격단백질을 많이 만들어 낼 수 있도록 온열치료를 매일 하는 것이 바람직하다.

● **열충격단백질은 암세포의 면역회피기전을 제거할 수 있다.**

일반적으로 온열치료는 암세포 내부 온도를 43℃까지 올려 암세포를 죽이는 것으로 알려져 있으나 인체의 암세포는 암세포 내부의 온도가 43℃까지 균일하게 올라가지 않는다.

그래서 나온 것이 체열온열치료Fever Range Hyperthermia이다. 체열온열치료는 정상 체온보다 약간 높은 온도인 38℃ 전후의 온도를 주입하여 면역력을 향상시키는 방법이다. 전신 체온을 조금만 증가시켜도 면역력과 NK 세포의 활성도가 증가하여 전체적인 면역반응이 올라가는 원리를 이용한 것이다.

● **온열치료는 어떻게 암세포를 괴사시키는가?**

암세포 주변에는 혈관이 많이 분포되어 있다고 알려진 것과 달리 암 조직 표면에 위치한 세포들이 대부분의 영양을 공급받기 때문에 암세포 내부로 갈수록 혈액을 공급받지 못하기 때문에 영양도 공급되지 않는다. 그렇기 때문에 항암약물을 투여하면 표면에 위치한 암세포들은 약물에 노출되어 죽지만 내부의 암세포들은 살아서 분열을 멈추고 있다가 치료가 끝난 후 다시 활성화되어 전이·재발의 원인이 된다. 암치료에서 가장 치료가 어려운 것은 암 내부의 세포들이다.

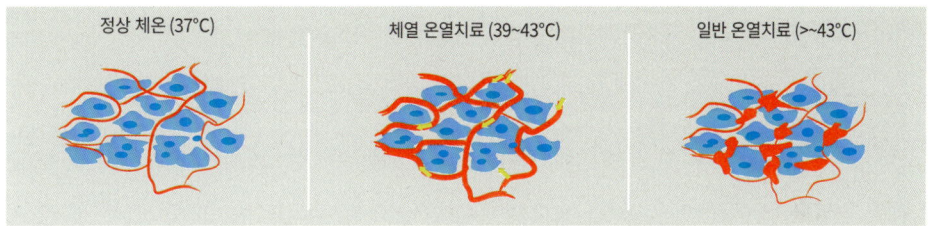

국소 온열치료는 암세포 내부에 국소적으로 43℃ 이상 온도를 올려 암세포 내부의 혈관을 파괴시켜 영양공급이 되지 않아 암세포가 괴사된다고 한다. 하지만 암세포의 온도를 균일하게 43℃까지 올리기 어렵고, 측정할 수 있는 방법도 현재까지는 없다.

체열온열치료를 통해 전체의 체온을 39~40℃ 정도로 올리게 되면 종양세포 주변의 혈류량이 증가되어 혈액공급이 차단되어 있던 암세포 내부까지도 혈액이 공급된다. 그래서 화학약물 또는 셀레나제 등이 종양 내부까지 들어갈 수 있기 때문에 항암효과와 면역증강 효과를 동시에 얻을 수 있다.

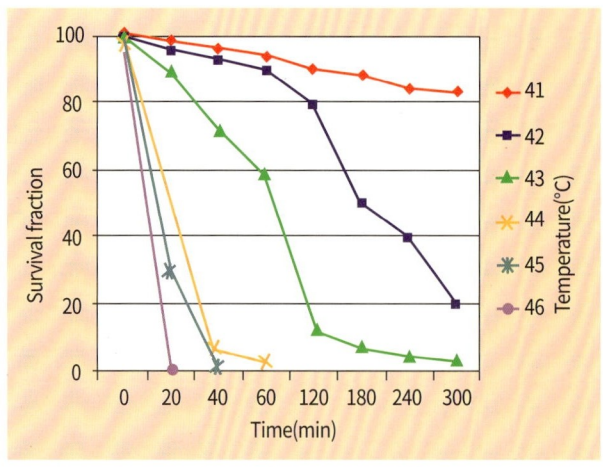

Figure: Hyperthemia-Induced Cell Death is Time and Temperature Dependent--- At lower Temperatures, there is reversible linear growth arrest, while at higher temperatures there is irreversible exponential cytotoxicity.

● 국소 온열치료와 전신 온열치료를 같이 병행하는 것이 좋다.

암세포는 43℃로 맞추고, 인체의 온도는 38~43℃로 맞춰야만 치료 효과를 상승시킬 수 있기 때문에 전신과 국소 온열치료를 같이 하거나 국소 온열치료를 오랜 시간 동안 시행하여 암세포 주변의 조직에도 열이 전도될 수 있도록 하는 것이 중요하다.

온열치료뿐 아니라 셀레나제도 면역을 증강시키는 효과가 있다. 암환자에게 셀레나제의 투여는 T 세포와 NK 세포의 기능뿐 아니라, 대식세포의 기능을 활성화시킨다는 근거에 의해서 셀레나제와 온열치료를 병행하여 암환자의 NK 세포를 활성화시키는 임상을 진행하고 있다.

(7) 전신 온열치료의 발전

전신 체온 상승의 핵심은 인체의 항상성 유지를 위한 냉각 능력을 초과하는 에너지를 주입하는 것이다. 즉, 체온의 상승에 대응하는 혈관확장, 땀과 같은 생리적 온도조절 기능을 극복하기에 충분한 에너지를 주입하는 것이다.

전신 온열치료를 위해서는 다음과 같은 요건이 충족되어야 한다.

　첫째, 단시간 내에 목표 체온에 도달할 것
　둘째, 온도를 상승시키는 과정에서 환자의 고통이 없을 것
　셋째, 안전할 것

이러한 요건을 충족시키기 위한 시스테믹 온열요법은 독일의 아덴 박사Dr. Manfred von Ardenne에 의해서 시작되었다.

● IRATHERM 1000

아덴 박사팀에 의해 최초로 개발된 전신온열기는 'IRATHERM 1000'이다.
할로겐 램프를 물로 필터링하여 가시광선과 근적외선을 피부 깊숙이 침투시켜 혈관에 에너지가 흡수되게 하는 방식이다.

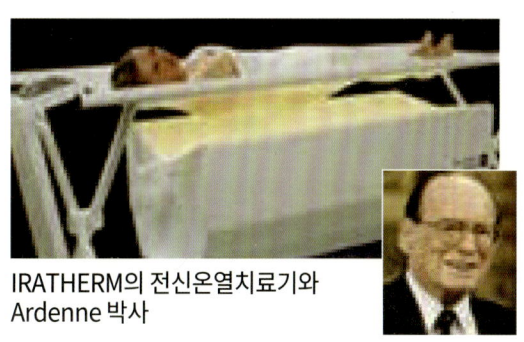

IRATHERM의 전신온열치료기와 Ardenne 박사

● Heckel HT 2000

직사각형 텐트로 밀폐된 침대에 환자를 눕히고, 4개의 라디에이터로부터 짧은 파장대의 적외선 A/B를 조사한다. 텐트 벽면은 반사 알루미늄 호일로 코팅되어 있어, 적외선 A/B가 환자 피부에 균일하게 조사되도록 한다. 이 기기는 열 손실을 막

고 상승된 체온을 장시간 유지할 수 있으나, 치료 과정에서 환자들이 고정된 자세에서 움직일 수 없고, 열 스트레스Heat Stress가 높고 치료 후 처리에 많은 어려움이 따랐다.

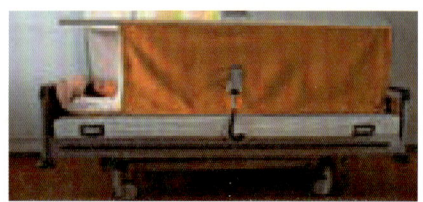

Heckel의 전신온열치료기

● Dr.Onko Detox Chamber

최초의 근적외선 온열치료의 개발에 함께 참여했었던 트로기쉬 박사Dr. Michael W. Trogisch에 의해 한국에서 개발되었다. 램프를 물로 필터링하는 방식으로 원통형 챔버 형태로 만들어진 전신온열기이다.

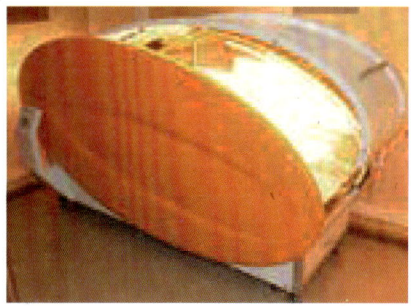

닥터온코 디톡스 챔버

● 임보크 전신온열기 NIR Photo-Therathermia

기존의 할로겐 램프 방식에서 탈피하여 LED 근적외선 램프 방식으로 개발된 시스테믹 온열요법Systemic Hyperthermia이다.

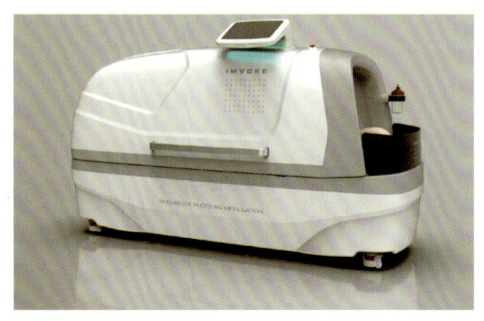

할로겐 램프를 물로 필터링 하는 기존방식에서 벗어나 인체 심부에
원하는 파장이 직접 들어갈 수 있도록 개발된 LED 근적외선 전신온열기이다.

LED 램프에서 방출되는 900~1300 나노미터의 근적외선 빛은 혈관으로 침투하여 혈관벽에 산화질소를 발생시켜 혈관을 확장시키고 혈류량을 증가시키므로 세포에 영양과 산소를 공급하여 세포를 재생시킨다. 700~900 나노미터와 500 나노미터의 근적외선을 방출하는 LED을 융합한 기술력을 통해 인체의 면역력을 증가시킨다. 또 원적외선을 통해 인체의 독성물질을 흡착하여 체외로 배출하는 디톡스 개념을 접목하여 근적외선과 원적외선이 융합된 시스테믹 온열요법Systemic Hyperthermia으로써 세계 최초로 국내에서 연구·개발하여 특허출원하였다.

시스테믹 온열요법은 현대의학적 표준치료로 인해서 나타나는 부작용과 독성물질을 제거하는 온열치료의 기능뿐 아니라 셀레나제와 각종 미네랄 등의 생물학적 제제 등을 병행할 때 전체의 암세포를 동시다발적으로 사멸시킬 수 있다.

부록

1

고용량 셀레늄 치료는
왜 셀레나제여야 하는가?

셀레나제의 주요성분이 '아셀렌산나트륨 오수화물'인 데에는 그럴만한 이유가 있다. 셀레늄은 무기 형태와 유기 형태의 화합물이 있는데 의약품으로 사용되는 셀레나제가 주성분으로 무기형태의 아셀렌산나트륨 오수화물을 포함하는 것은 다음과 같은 합당한 이유가 있다.

아셀렌산나트륨 오수화물의 장점은 체내에 들어온 후 곧바로 셀레늄 의존형 효소 또는 단백질에 특이적으로 삽입되고 과다 투여시 체내에 축적되지 않고 빠르게 배출된다.

아셀렌산나트륨 오수화물은 글루타치온 페록시다제 효소가 생합성 될 때까지 기다릴 필요 없이 체내의 산소 라디칼을 직접적으로 해독할 수 있다.

셀레나제는 암환자 및 집중치료 환자에게 투여가 쉽도록 주사제, 경구용 액제, 정제 형태로 공급된다.

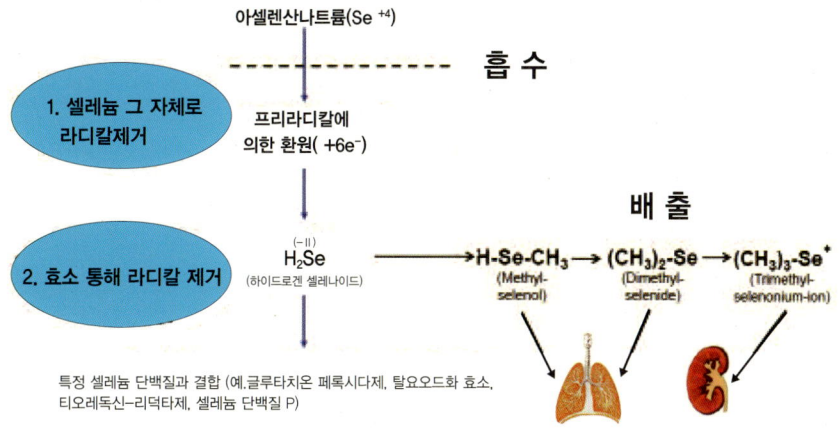

● 셀레늄은 예방적 용량과 치료적 권장량으로 구분된다.

셀레늄 결핍이 심해지면 다양한 셀레늄 결핍 질환이 초래된다.

반면 셀레늄이 충분하면 셀레노시스테인, 셀레늄 단백질의 생합성이 정상적이고 세포 내 산화-환원 상태가 잘 유지된다. 암환자의 혈중에 셀레늄이 고농도로 존재하면 암세포와 정상세포의 글루타치온 농도를 조절하고 암세포에 셀레노디글루타치온SDG를 생성하여 세포 자멸사를 유도[88]한다.

셀레늄은 예방적 용량과 치료적 권장량으로 구분된다.

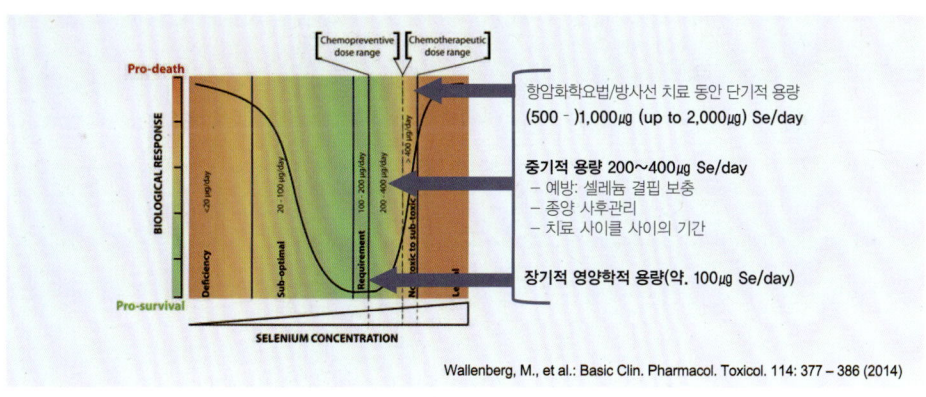

---

88 Lee, K.H., & Jeong, D.W.: Mol. Med. Reports 5: 299 – 304 (2012)

- 장기적으로 영양학적 용량을 복용할 때에는 100~300㎍ 이다.
- 중기적 용량은 500~1000㎍로 셀레늄 결핍을 보충시키고 암치료 후 회복기 치료와 치료 사이클 중에 투여 가능하다.
- 1000~2000㎍이상의 용량은 항암화학요법이나 방사선 치료 동안 단기 용량으로 현대 표준치료의 부가적 또는 보조적으로 사용할 수 있다.
- 2000㎍이상의 용량은 현대의학적 치료와 병행 내지는 단독 치료로써 진행성 암이나 말기 암의 경우에 투여될 수 있다.

아셀렌산나트륨 오수화물인 셀레나제는 암세포에 세포 독성으로 산화-환원 활성이 있기 때문에 별도의 비타민 C나 비타민 E를 투여하지 않아도 무방하다. 왜냐하면 셀레나제의 성분인 아셀렌산나트륨은 강력한 항산화 작용을 하는 글루타치온 페록시다제의 구성성분이기 때문이다.

셀레나제는 다양한 세포자멸사 경로에 개입함으로써 보조적 효과뿐 아니라 단독 치료로써 다중 표적항암제로서의 기능과 면역항암제로서의 기능을 수행[89]한다.

● **셀레나제는 특허받은 공법으로 하는 의약품 원료 성분으로 제조되었다.**

2005년 원료의약품 생산에 대한 GMP우수의약품제조관리기준 규정 준수가 법적으로 제정되었다. 독일 비오신은 현재 아셀렌산나트륨 오수화물 뿐 아니라 물 분자가 없는 무수 아셀렌산나트륨도 생산가능 한 GMP 활성 성분 제조 공정을 독자적으로 수행하고 있다. 이는 세계 최초이자 하나뿐인 공정이다. 미세여과를 거쳐 순수한 아셀렌산나트륨 오수화물 결정을 생산해 내는 이 혁신적인 제조공정은 세계적으로 특허권을 부여받았다. 아셀렌산나트륨 오수화물셀레나제은 주사제, 경구용 액제, 정제의 주성분으로 사용된다.

---

89 Wallenberg, M., et al.: Basic Clin. Pharmacol. Toxicol. 114: 377 – 386 (2014)

● **독일 비오신에서 생산되는 셀레나제는 GMP 시설의 의약품 원료 규정을 준수하였다.**

1984년 설립된 독일 비오신은 주로 종양학과 집중치료 의학에서 사용되는 셀레나제를 전 세계 27개국에 공급한다. 또한 2009년 의약품의 주성분인 아셀렌산나트륨 오수화물을 국제적으로 인정받은 GMP 품질로 생산하는데 성공한 세계 최초이자 현재까지 유일한 기업이다.

비오신은 고용량의 셀레늄을 정맥에 투여해도 안전하도록 고순도 아셀렌산나트륨 제조를 위한 GMP 시설을 구축하여 운영 중이며, 이러한 독점적이고 특허에 의해 보호받은 결정화, 정제화 기술은 클린룸의 조건하에서 무균상태의 고품질 미량 원소 화합물을 만드는 것을 가능하게 했다.

GMP를 준수하지 않는 의약품의 위험성은 미국에서 발생된 헤파린 파동으로 세상에 알려졌다.

2000년대 세계적으로 헤파린 사용량이 증가하자 헤파린 제조사들은 생산량을 늘리고자 질 낮은 원료의약품을 섞어 헤파린 주사제를 만들기 시작했다. 그 후 2007~2008년도에 높은 비율의 심각한 부작용이 보고되었고 헤파린을 투여한 투석, 심장수술 환자 등 환자들이 최소 250명, 많게는 1,000명 이상이 사망한 것으로 추정되는 사건이 발생되었다.

질 낮은 원료의약품에 포함된 과황산화콘드로이틴황산OSCS이라는 불순물이 부작용을 초래한 것으로 조사되었으나 그 당시 분석기법으로는 불순물을 정밀하게 분석하는 것이 불가능했다.

이후 헤파린 주사제 품질관리에는 새로운 불순물 분석 기법이 추가되고, 원료부터 완제품까지 종합적인 공급망 관리 체계가 도입되었다.

이렇듯 원료의 순도가 사망에 이르는 사건을 통해서 정맥 내 투여되는 의약품에 있어 GMP 준수 여부가 얼마나 중요한지 경각심을 일깨우는 사례였다.

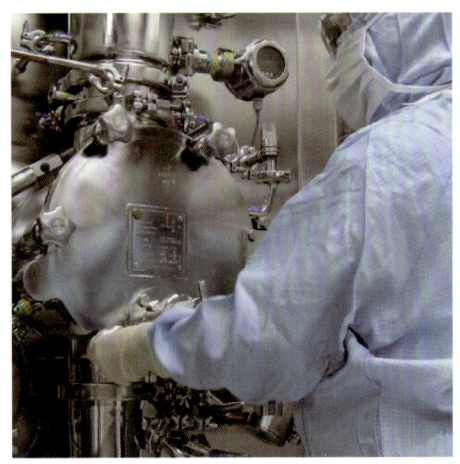 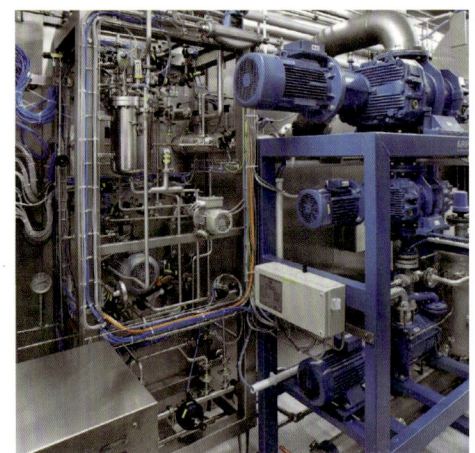

● **셀레나제는 주사제와 경구용 액제, 정제 형태로 공급된다.**

항암치료는 암세포가 정상세포보다 분열이 빠르다는 것에 초점을 가지고 개발되었지만 분열이 빠른 정상세포_{골수세포}, 점막세포, 혈액세포 등도 같이 파괴된다.

이러한 **암환자의 특성을 고려하여 셀레나제는 환자의 상태에 따라 제형 선택이 가능하도록 주사제, 경구용 액제, 정제의 제형으로 연구·개발되었다.**

셀레나제 경구용 액제는 항암, 방사선 치료로 인한 구강 점막세포의 손상을 줄여줄 수 있도록 집중치료 시기에 주사제와 병행하거나 회복기 치료에 독성을 제거하고 면역력을 회복시키기 위해, 아침 공복 시 입안에 30초 이상 머금고 있다가 삼킬 경우 점막세포_{구강, 위, 장점막 세포 등}의 빠른 회복에 도움을 준다. 또한 집중치료 과정에서 혈관세포가 심하게 파괴되어 주사가 힘든 경우나 혈관통이 심한 환자에게 투여 가능하다.

이러한 다양한 방법으로 활용 가능한 이유는 주사제와 경구용 액제의 생체 흡수 이용이 유사[90]하기 때문이다. 다만 집중치료가 필요한 환자, 응급환자에는 반드시 주사제가 필요하다.

	경구용 액제	혈관주사	근육주사
Cmax혈중 최고 농도	1.22±.04	1.36±.55	1.4±.05
Tmax도달시간	6.33±.81	0.97±.24	3.0±.52
AUCCmax X Tmax	25.9±.91	26.7±	25.98±.59
생체이용율%	96.79	100	97.09

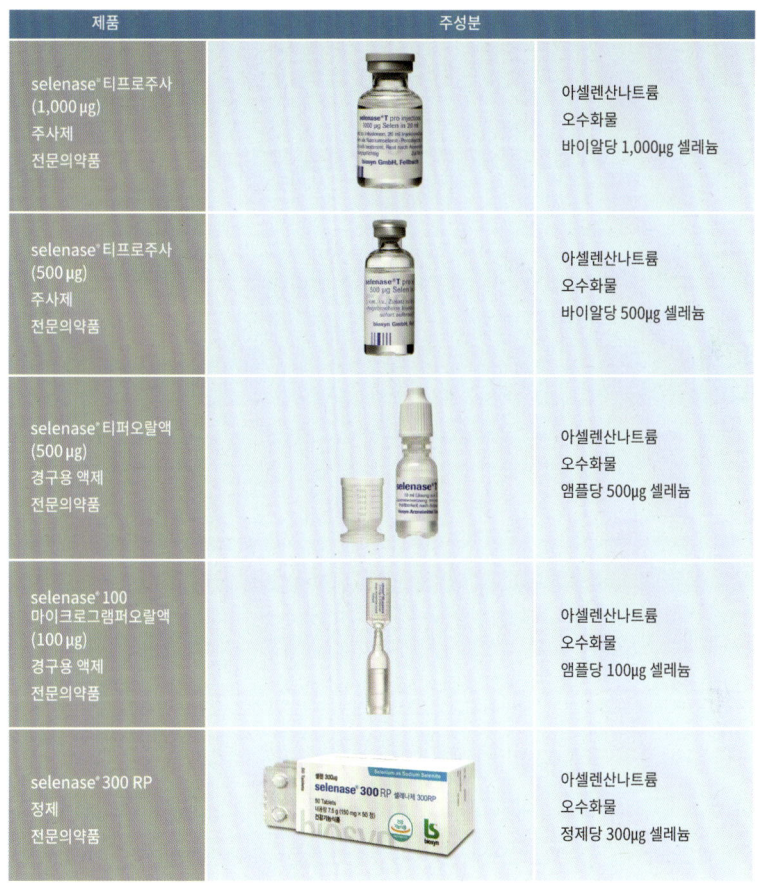

[90] Clinical Expert Report - SELENASE®, Version: 10 March 2003

셀레나제 정제는 부형제의 함유가 최소화되어 있어 빠르게 분해되고 약리적 기능을 수행한다. 그렇기 때문에 셀레늄 결핍을 예방하거나 장기 복용이 필요한 만성 질환자, 회복기 치료의 경우 복용이 가능하며 물 없이 입안에서 녹여 먹을 경우 점막세포에서 부터 흡수 되어 빠르게 이용된다.

2

비오신은 의학의 발전을 위한
기회를 제공한다.

● **기초과학 연구에 수여 국제 슈라우저 상**

2003년 부터 의학 분야에서의 셀레늄 관련 과학적 연구에 수여되는 국제 슈라우저 상International Schrauzer Prize을 후원하며 셀레늄 연구를 지원해 오고 있다. 이 상은 저명한 셀레늄 연구자인 슈라우저 박사Dr.Gerhard N.Schrauzer의 이름을 따서 제정되었다.

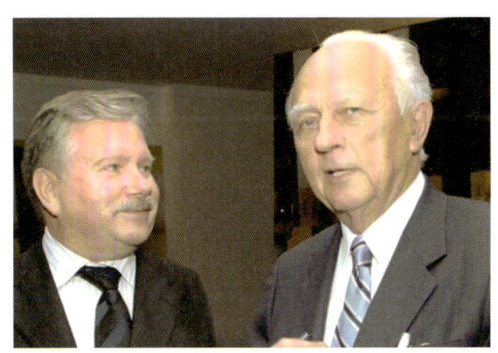

비오신 대표이사 토마스 슈티펠 박사와
'셀레늄 연구의 대부'로 불리는
미국 캘리포니아 대학교 생화학 연구소장
슈라우저 박사

● 임상연구에 수여 셀레늄 상

셀레늄 상Selenium Prize은 2012년 처음 제정하였으며, 기초과학 연구를 임상 적용 가능한 치료법으로 전환시킨 과학자와 의사에게 수여된다.

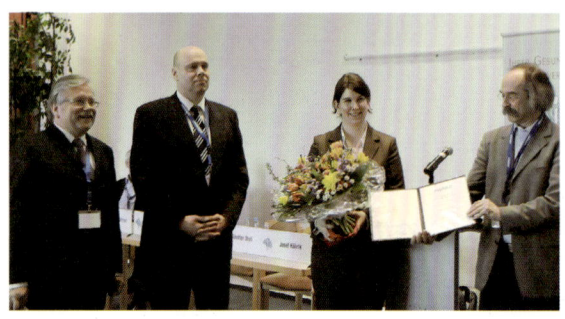

2012 셀레늄상 수사장자인 랄프 뮈케박사(왼쪽에서 두번째)와 2012 국제 슈라우저상 수상자인 안나 키프 박사(왼쪽에서 세번째)

● 셀레늄 지식 정보의 확산과 공유를 위한 학술대회 & 세미나 후원

비오신은 셀레늄 연구자들 간의 학술·인적 교류 활동을 후원함으로써 지식 확산과 공유를 선도하고 있다.

● 보완의학을 위한 바르네뮌데의 날 후원

'보완의학을 위한 바르네뮌데의 날Warnemünder Tage für Komplementärme-dizin'은 2009년 비오신이 조직한 보완의학 학술대회이다. 독일 휴양지인 바르네뮌데에서 매년 3월에 3일간 진행되며 독일, 스위스, 오스트리아 등 유럽 각국의 의사들이 참석하여 강연, 토론을 진행한다.

● 집중치료 학회 심포지엄 후원

독일 패혈증 학회Deutsche Sepsis-Gesellschaft, 벨기에 집중치료 및 응급의학 국제심포지엄International Symposium on Intensive Care and Emergency Medicine을 후원한다.

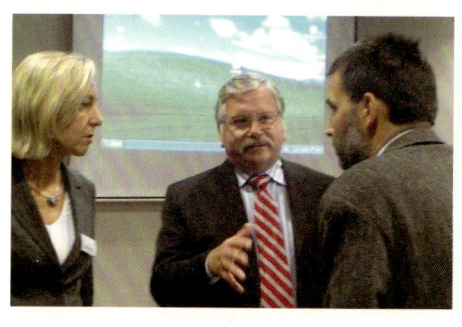 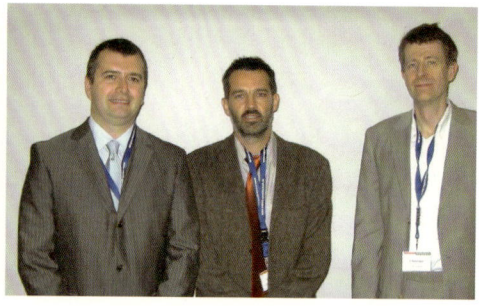

2009년 독일 패혈증 학회 주최의 '바이마르 패혈증 회의'심포지엄을 후원한 비오신과 강연자 루슬란 나자로브 박사, 졸트 몰나르 박사, 요한 라이징어 박사(오른쪽 사진)

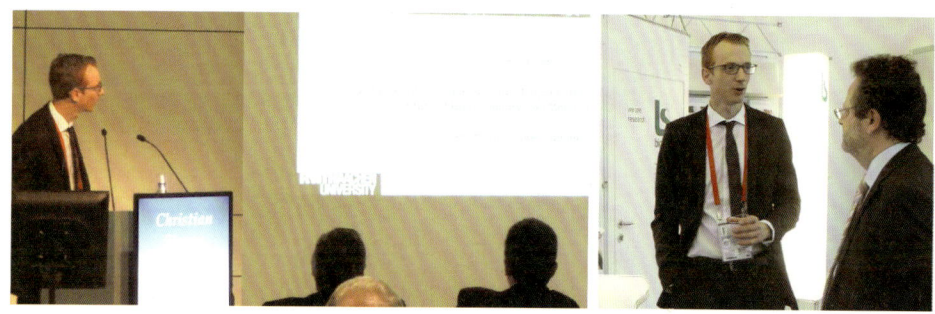

2016년 벨기에 집중치료 및 응급의학 국제심포지엄 '셀레늄 세션' 강연자 크리스티안 스토페 박사 (독일 뮌헨 공과대학 집중치료의학과)

● 전 세계 셀레늄 학술대회와 세미나 후원

2017년 8월 13일부터 17일까지 스웨덴 카롤린스카 연구소에서 열린 '셀레늄 연구 200주년 국제회의'를 후원하였고, '한독생의학학회 국제심포지엄'에 독일 임상의사를 강연자로 파견 지원하고 있다.

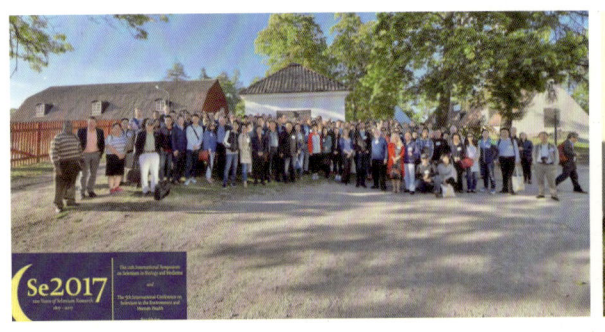
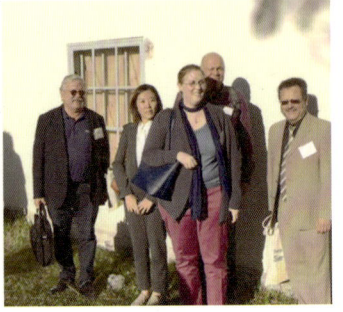

2017년 셀레늄 연구 200주년 국제회의를 후원한 비오신 토마스 슈티펠 박사(비오신 대표이사), 랄프 뮈케 박사(독일 라인마인 방사선 치료 전문 병원 방사선 종양학자), 크리스티나 피스터(비오신 학술팀), 군터 스톨 박사(비오신 학술팀장)

● 세계 통합종양학회 WOCOIO 개최

WOCOIO는 통합 종양학 분야에서 환자 중심의 최첨단, 신규 및 증거 기반 보완 치료 접근 방식에 관여하는 세계 최고의 혁신된 아이디어 교환을 목표로 하는 이니셔티브이다.

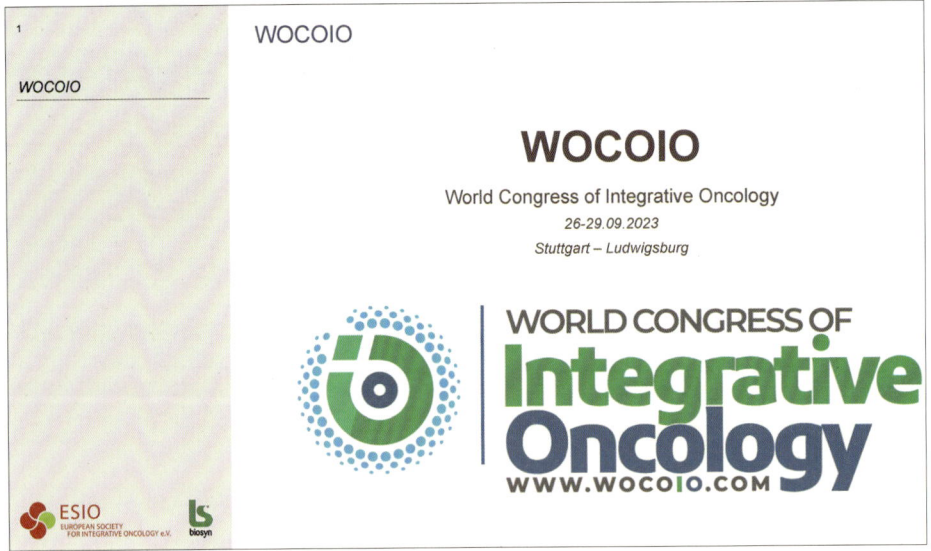

● 셀레늄 및 텔루륨 국제회의ICCST 후원

셀레늄에 관해 3년마다 개체 되는 국제 학회이다. 2023년 6월 26~29일까지 카이스트KAIST에서 제9회 국제 셀레늄 컨퍼런스가 진행된다.

Third Circular (2022.02.16)
Se2023 (The 9th International Selenium Conference, focused on Selenium in Chemistry, Biology and Medicine)
June 26-29th 2023, KAIST, Daejeon, Korea

Se2023 Organizing committee:

Chair: Professor David G. Churchill (Head)

Vice Chairs:
Professor Hwa-Young Kim, Yeungnam Univ., Korea
Professor Emeritus An-Sik Chung, KAIST, Korea
Professor Sihoon Lee (M.D.) Gachon University, Korea
Professor Jin-Hong Kim, Seoul National University, Korea

On-site Secretaries:
Mrs. Eun-Kyung Kim (selenium2023kr@gmail.com)
Miss Sojeong Bae (sojeong.bae@sonsndaughters.co)

Official Sponsors: KAIST, KAI-X, Biosyn, and others TBA

한독생의학학회 소개 및 연혁

Dr. Hager의 이념을 바탕으로 독일 생물학적 암치료재단의 통합의학을 국내 의/약계에 접목 시키는 단체

한독생의학학회는 2004년 창립되었으며 암과 각종 만성질환의 치료에 있어서 과학적이고 체계적인 통합 암치료 프로그램을 국내 의약계에 접목시키기 위해 다양한 학술 세미나 및 국제심포지엄 등을 통해 활동하는 학회입니다.

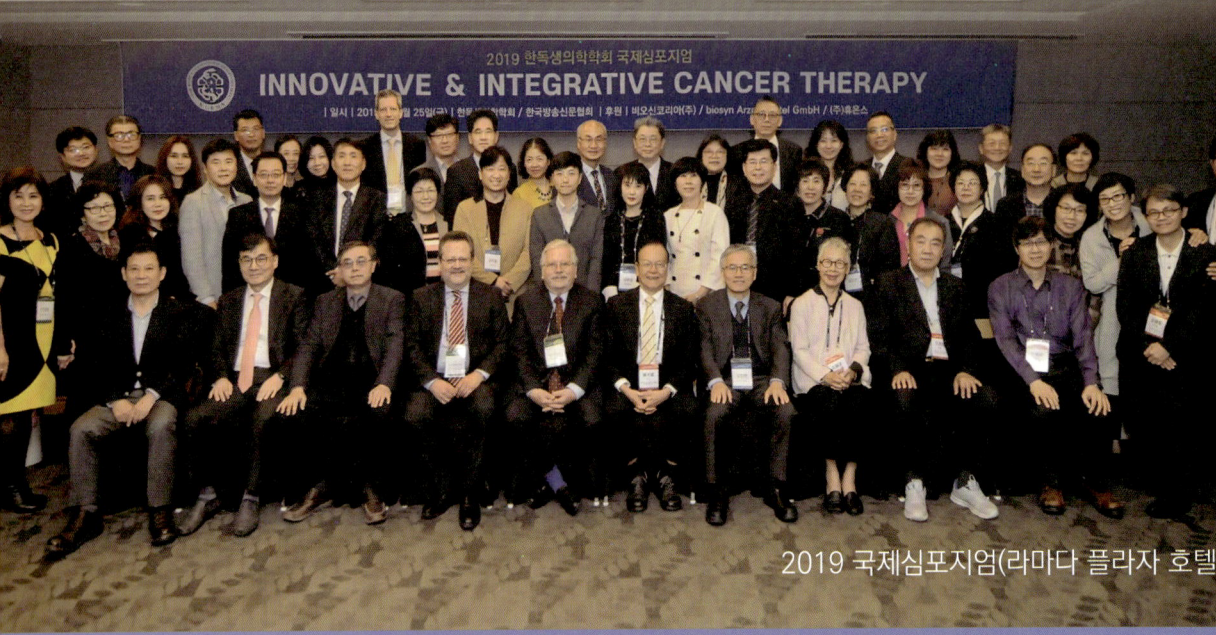

2019 국제심포지엄(라마다 플라자 호텔)

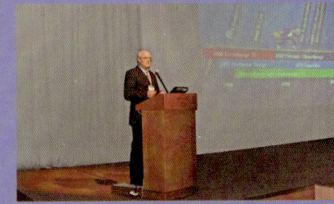

2004 한독생의학학회 창립심포지엄

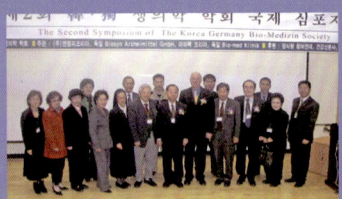

2005 국제심포지엄(카이스트)

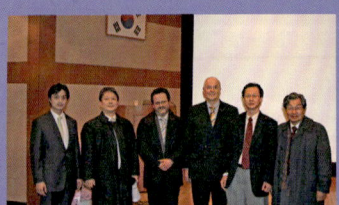

2007 심포지엄(서울대학교병원)

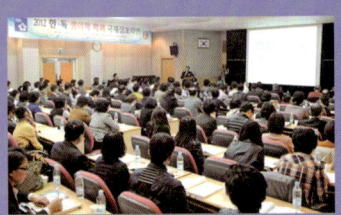

2012 국제심포지엄(조선대학교병원)

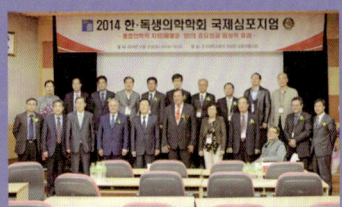

2014 국제심포지엄(조선대학교병원)

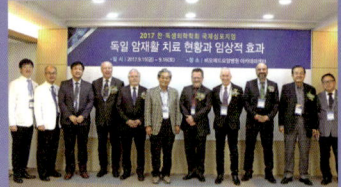

2017 국제심포지엄(하거 박사 기념병원)

국제심포지엄

2019	국제심포지엄: 라마다 플라자 호텔(광주)
2017	국제심포지엄: Dr.Hager 기념병원(화순)
2014	국제심포지엄: 조선대학교병원(광주)
2012	국제심포지엄: 조선대학교병원(광주)
2007	국제심포지엄: 서울대학교병원(서울)
2005	국제심포지엄: 한국 과학기술원(대전)
2004	국제심포지엄: 신라호텔(서울)

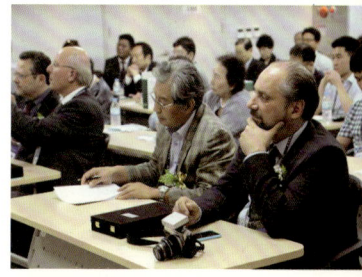

독일 암재활클리닉 및 학회 연수

2018	통합 종양학 심화연수(ICIO 2018)
2017	통합종양학심화연수(독일 로스토크-바르네뮌데)
2016	브뤼셀 패혈증 학회 참석
2015	비오메드 클리닉, 바드트리슬 클리닉, 유니폰티스클리닉 등
2014	루드빅스병원, 에힝겐 시립병원, 바드클리닉, 비오신 등
2012	하비히츠발트클리닉, 에힝겐시립병원, 비오신 등
2011	하비히츠발트클리닉, 비오신 등
2010	베라메드 클리닉, 하비히츠발트 클리닉 등
2009	총 4 차에 걸쳐서 브뤼셀 학회 참석 및 비오신 및 비오메드 클리닉, 하비츠발트 클리닉 연수
2008	총 2 차에 걸쳐 비오메드 클리닉, 하비히츠발트 클리닉, 졸레마 보양 온천 연수
2007	비오신 셀레나제®연수
2006	총 3 차에 걸쳐서 브뤼셀 학회 참석 및 베라메드 클리닉, 비오메드 클리닉, 비오신 연수
2005	비오메드 클리닉 연수 및 연합뉴스 촬영
2004	뉴롤로지쉐, 다보 스, 로버트보쉬, 비오메드, 필더 클리닉 등

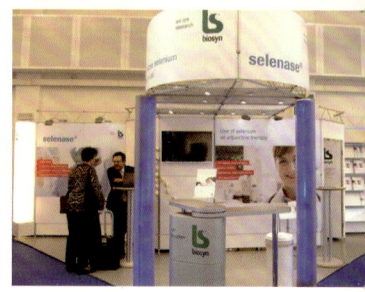
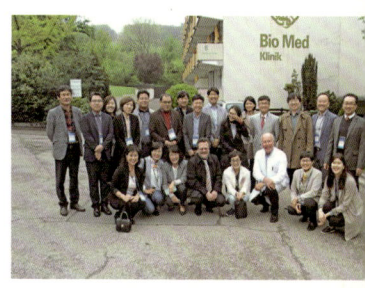
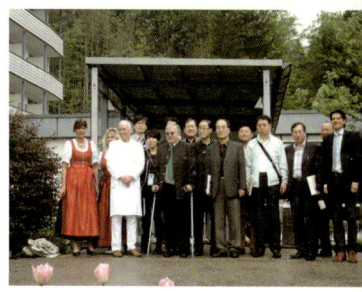
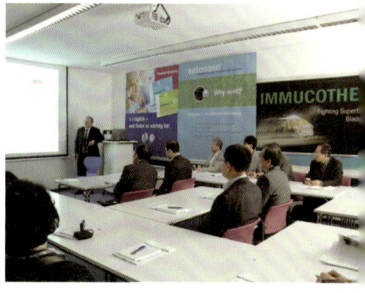

학술 세미나

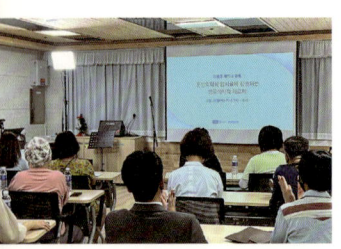
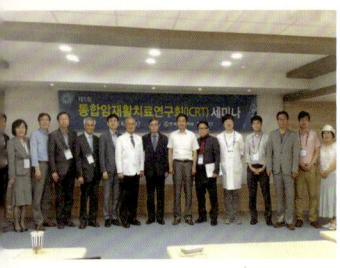
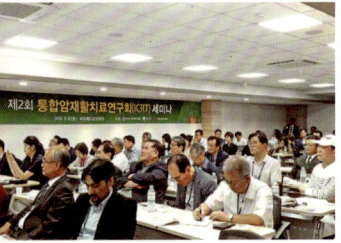
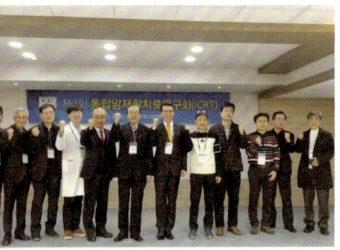

2022	한독생의학학회 온라인 심포지엄 10차 진행
2019	통합암재활치료연구회(ICRT) 세미나 3회 개최
2018	통합암재활치료연구회(ICRT) 창립 및 세미나 2회 개최
2017	암재활임상 연구아카데미 개최
2016	우리들병원, 송파연세사랑병원 등 전국 요양병원 실무진 설명회 및 약사분과 세미나 20여회 개최
2015	순천선암요양병원, 대자인병원 통합의학센터 등 요양병원 실무진 및 약사분과 세미나 31회 개최
2014	무등산생태요양병원 등 전국 요양병원 실무진설명회 및 약사분과 세미나 18회 개최
2013	포근한맘요양병원 등 전국 요양병원 실무진 설명회 4회 개최
2012	성북참요양병원 등 전국 요양병원 실무진 설명회 5회 개최
2011	대전웰니스병원 등 전국 요양병원 실무진 설명회 12회 개최
2010	대구, 경북지역 약사분과 세미나
2009	대한약사회 약사분과 세미나
2008	서울, 경기지역 약사분과 세미나 2회 개최
2007	대구, 경북지역 등 전국 약사분과 세미나 9회 개최
2006	의사분과 및 약사분과 세미나 4회 개최
2005	서울, 경기지역 등 전국 약사분과 세미나 9회 개최
2004	광주, 전남 지역 등 의료진 대상 세미나 7회 개최
2003	의료진 대상 학술 세미나 개최
2002	광주, 전남북 등 의료진 대상 세미나 4회 개최
2001	대한약사회 대상 세미나(4주간) 개최
2000	광주, 전남북 등 약사분과 세미나 4회 개최

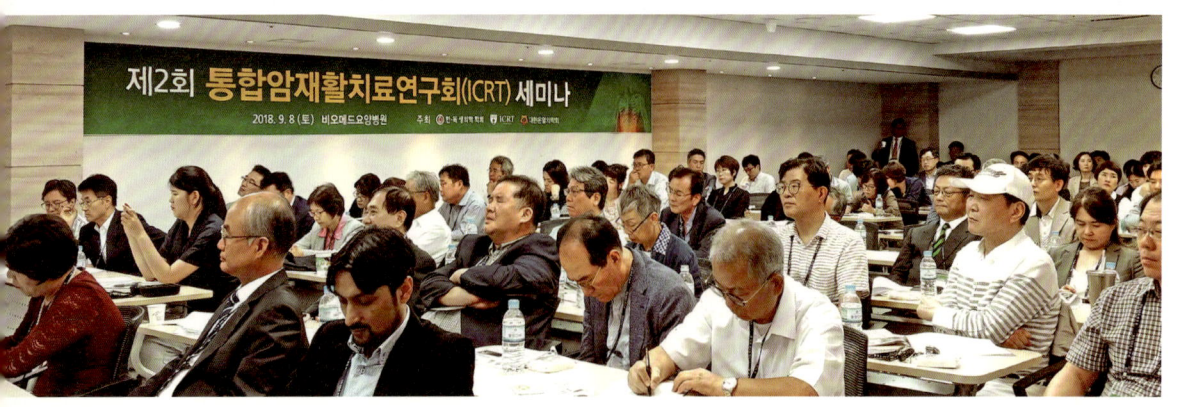

암재활 전문 요양병원 및 암환자 자조모임 지원

2002 ~ 현재

암환자 자조모임 대상 통합 암치료 프로그램 지원
· 백일홍(광주/전남 유방암환우 자조모임)
· 소명회(대구/경북 유방암환우 자조모임)

전국 170여개 암요양병원에 통합 암치료 프로그램 지원

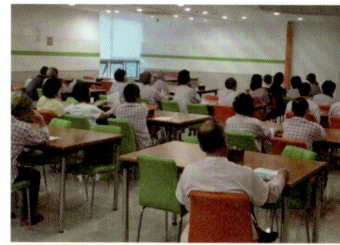
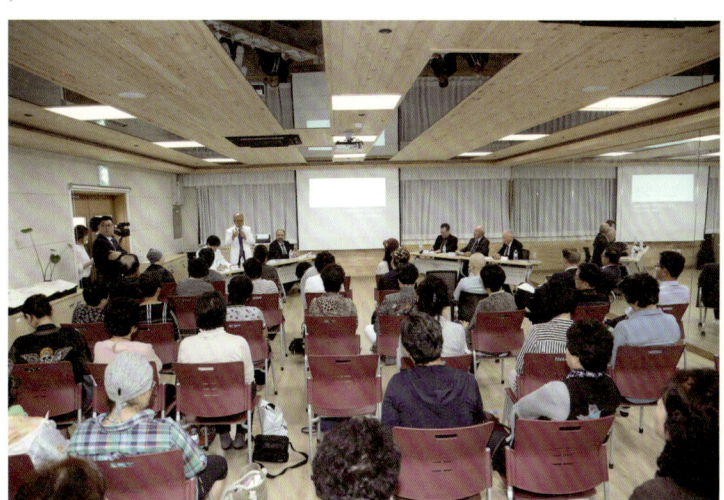
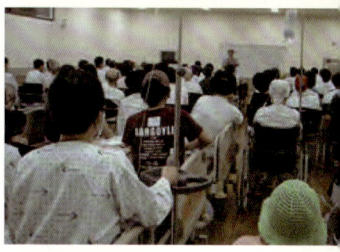
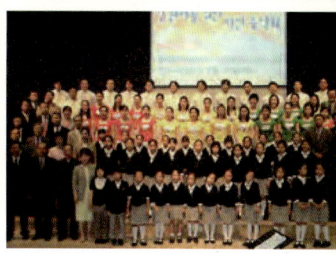

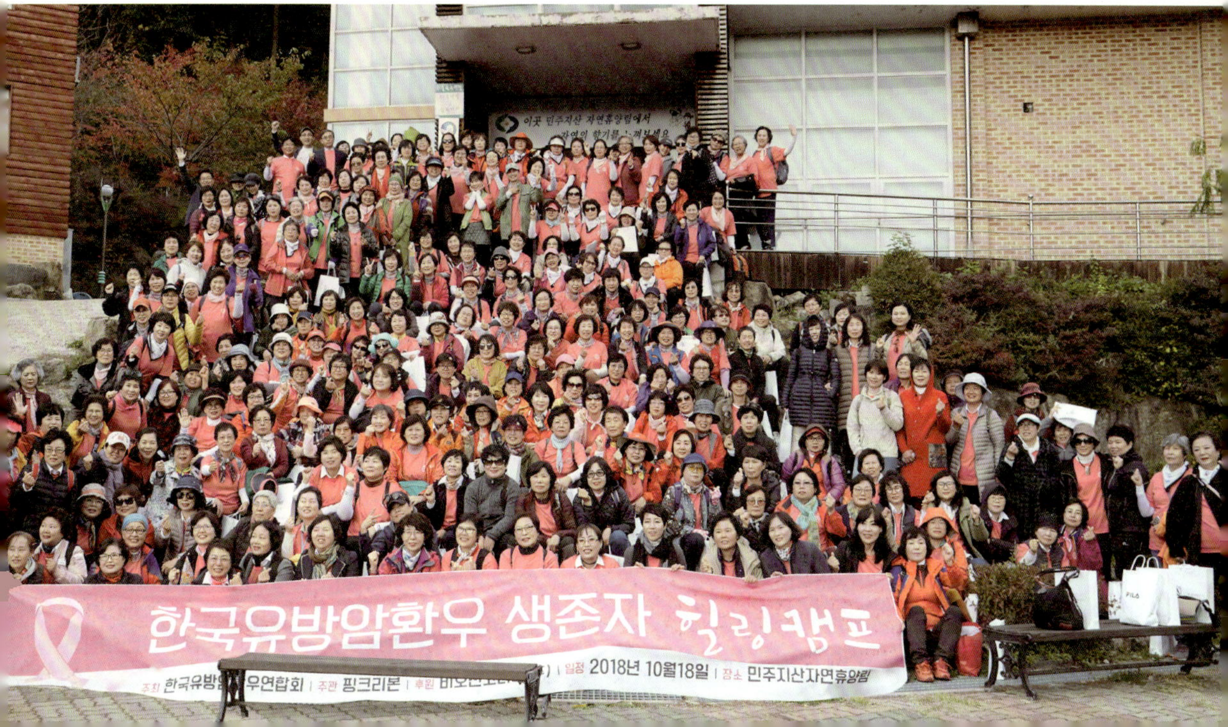

암환우와의
아름다운 동행

초판 1쇄 | 2023년 06월 15일

저　자 | 강종옥
발행인 | 윤승천
발행처 | (주)건강신문사

등록번호 | 제25100-2010-000016호

주　소 | 서울특별시 은평구 가좌로 10길 26
전　화 | 02)305-6077(대표)
팩　스 | 0505)115-6077 / 02)305-1436

인터넷건강신문 | www.kksm.co.kr / www.kkds.co.kr
한국의첨단의술 | www.khtm.co.kr

ISBN 978-89-6267-141-4 (03510)

◆ 잘못된 책은 바꾸어 드립니다.
◆ 이 책에 대한 판권과 모든 저작권은 모두 (주)건강신문사에 있습니다.
◆ 허가없는 무단인용 및 복제·복사·카페·블로그·유튜브·인터넷 게재를 금합니다.